人は一瞬で変われる

鎌田　實

集英社文庫

人はいつも小さな後悔を胸にとめている。
あの日、もう少し別の対応ができたら……。
あのとき、もうちょっと努力したら……。
私の性格が、もっと明るかったら……。
昨日とは違う自分になれたら、もっと自分を好きになれるのに。

人は変わらない、という言葉をよく聞く。
本当なんだろうか。
たくさんの人を医師として見ているうちに気がついた。
変わらない人なんていない。
人は変われる。
しかも、変わるために大事な一瞬があることに気がついた。
大事な一瞬のために、長い人生をかけて無意識に準備をしていた人もいる。
大事な一瞬は、誰にでもやってくる。

しかし、見過ごしている人が多い。
大切な一瞬は、決して一回ではない。
その一瞬を見過ごさないことが大事だ。

一つの言葉や、一人の人との一瞬の出会いで、
人生を変えた人たちを見てきた。
人が変われる瞬間があるのに気がついた。
性格は変わりにくくても、行動パターンを変えることはできる。
やさしくない性格でも、やさしい行動をしていると、
十年もすると、性格もやさしくなっていった。
生活習慣を少し変えているうちに、
人生そのものが変わっていることに気がついた。

この本は、あなたが変わるきっかけになる。

目次

第5章　「誰かのために」が自分を変える

人は一瞬で変われる

第1章

小さなきっかけが「変わる力」を引き出す

生存率一％からのアクション

「自分の体のなかに時限爆弾が入っている。誰か止めてよ、と思うけれど、どうしようもない。今思い出しても、手が冷たくなります」

大谷貴子《おおたにたかこ》さんは一九八六年、慢性骨髄性白血病と診断された。何もしなければ、あと三年から五年の命と言われた。突然の宣告。

その一年前に、女優の夏目雅子さんが白血病で亡くなっていた。当時はまだ、白血病＝不治の病というイメージが強く、死の恐怖に身がすくんだ。大学院卒業を間近に控え、修士論文の仕上げに追われていた二十五歳のときだった。

慢性骨髄性白血病は、分子標的治療薬（がん細胞の表面にあるたんぱく質や遺伝子を標的としてとらえ、効率よく攻撃する薬）が開発されるなど、今でこそ有効な治療法がある。だが、当時は骨髄移植がほとんど唯一の治療法だった。健康な人の骨髄液を注射器で採取し、血液を正常につくれなくなった白血病や再生不良性貧血などの患者さんの静脈に移植する。

もちろん、誰の骨髄液でもいいわけではない。HLAという白血球の型が合わなければ、拒絶反応を起こしてしまう。そのころ、日本はまだ骨髄移植の導入期。HLA型が適合し、ドナー（提供者）になってもらえる人を見つけるのは、至難の業だった。

ひと言が人生を変えた

血縁者は比較的、適合する確率が高い。両親が同じきょうだいなら、二十五％の確率と言われている。アメリカ人と結婚して海外に住んでいたお姉さんが、急《きゅう》遽《きょ》帰国した。でも、検査の結果は非適合。望みが切れかけた。

両親からの場合は、双方の遺伝子を半分ずつ受け継ぐため、HLA型が一致する確率はさらに低く、数％以下と言われている。他人だと、数百人から数万人に一人にまで低下する。

卒業アルバムを手がかりに、片っ端から同級生に電話をかけまくった。でも、友達は数万人もいない。あきらめたくはないが、当たる望みのないクジを引いているようなものだった。

そうこうしているうちに、本当に「時限爆弾」が爆発した。白血病の急性転化。白血病細胞が爆発的に増える状態に陥った。診断からわずか十一カ月後。あと三～五年と言われたが、その時間すらなかったことになる。

ここで、奇跡が起こる。お母さんのHLA型を再検査したところ、適合したのだ。しかし、大谷さんの病状はかなり悪化していた。七人の医師団のうち六人が、もう移植をしても助からないと反対した。残る一人の医師は、成功する可能性は一％と言った。絶望的な数字だ。ご両親は、「そうですか」とだけ言って、うつむいた。

そのときの、お姉さんの言葉がすごい。意識が朦朧《もうろう》としていた大谷さんに代わって、医師団に大阪弁で、こう言いきったという。

「一％もあるやん。ゼロと一なら、一％に賭《か》けてください」

人には大切な一瞬がある。

この一瞬を見過ごさないことだ。

骨髄移植をしなければ百％助からない。

それに比べれば、一％でも助かる可能性があるというのは、大きな差である。

可能性一％と言われたとき、九十九％ダメと考えて絶望するのか、一％も可能性があると考え、そこに希望を見いだすのか。考え方一つで、同じ局面がまるで違うものになる。局面を打開しようとする力が、圧倒的に違う。

このお姉さんのひと言が、大谷さんの命綱となった。人生を変えるひと言ってあるんだ。

ないんなら、自分でつくればええやん

話を少し戻そう。まだ急性転化する前、最初の検査で家族の誰ともＨＬＡ型が合わないと言われ、ドナーになってくれる人を探していたときのことだ。

そのころ、すでにアメリカでは、骨髄液を無料で患者に斡旋する骨髄バンクができていた。大勢のボランティアがドナー登録をしていた。しかし、日本にはまだない。それどころか、骨髄移植についての知識や理解のある人も少なかった。大谷さん自身、ＨＬＡ型の検査を頼んだ同級生から、「そんなにしてまで生きたいの？」と言われたつらい経験がある。

なんで日本には骨髄バンクがないの⁉　――絶望する彼女に、お姉さんは言っ

た。

「ないんやったらしゃあない、あんたがつくったらええやん」

「そんな見たこともないもんつくるまでに、私の命が間に合うはずないやん！」

思わず叫び返すと、さらに淡々とこう続けた。

「うん、そうやね、貴子には間に合わへんかもしれん。けど、骨髄バンクがあれば、将来、誰かが助かるかもしれへん。毎年、六千人もの人が白血病や再生不良性貧血になってるんやろ？　そのなかの誰かに間に合えば、あんたが生きた値打ちはある。なら、やるしかないやん。

あんたが死んでも、私と母さんがバトンを受け継いであげる」

すごい言葉だ。

こんなことを言える人は、そうはいない。

死の恐怖と闘う、その人自身に向かって。

「なんてことを言う姉だと思いました。正直、腹が立ちました。へえ、お姉ちゃんは私が死んでもいいと思ってるんだって。

でも、あとになって姉の気持ちがわかったんです。このままだったら、貴子は絶望したまま死んでいく。けど、骨髄バンクをつくるという目標があれば、たとえ志半ばで倒れても、希望を胸に死ぬことができる。ああ、いい人生だったと思える――そう考えて言ってくれたってことが。

姉は、どんな状況でも、私に希望をもたせたかったんですね」

お姉さんの言葉は、大谷さんにいいショックを与えた。苦しみのどん底にあっても、誰かのために何かをすることで、気弱になる気持ちがぐっと引き締まる。生き抜こうとする力がわいてくる。悲しみを転化するのだ。苦しみを転化するのだ。日本に骨髄バンクをつくるまでは絶対に死ねないという想いが、生存率一％の病状を打破する力になっていくのである。

お母さんからの骨髄移植は成功した。退院すると、大谷さんは「もらった命」で、骨髄バンク創設のため必死で署名運動に取り組んだ。気がつけば、集まった署名の数は百二十万を超えていた。

一九八九年、日本初の骨髄バンク「東海骨髄バンク」を、民間の任意団体として名古屋で設立。大谷さんたちの熱意は、やがて国をも動かす。九一年には、厚生省（現・厚生労働省）が財団法人「骨髄移植推進財団（日本骨髄バンク）」を発足させた。骨髄移植を受け、新しい人生を歩みはじめてから四年近い月日が流れていた。

一％の可能性で「行動変容」した人は、さすがに強い。「一％もあるやん」と思えたら、どんなピンチだって突破できるような気がしてくる。いい言葉だ。

自分の悲しみを生きるバネに

その後も彼女は、骨髄バンクに登録してくれる人を増やすため、精力的に活動する。声がかかれば、全国どこへでもボランティアで講演に出向いた。その数は年間、三百にものぼる。

講演会で知り合った埼玉の魚屋さんと、九七年に結婚。一％の確率で命が助かり、よきパートナーも得た。幸せなはずだった。しかし、生きているのがつらくてたまらなくなることがあった。子供が産めなくなってしまったという事実を、どうしても受け入れられなかったのだ。

骨髄移植をするには、前処置として抗がん剤の大量投与や放射線照射を行い、がん細胞と自身の造血幹細胞を破壊しておく必要がある。そのため、生殖機能にダメージを受けてしまう人が多い。大谷さんも、不妊症になっていた。

ここで、またもや彼女は奮起する。嘆いているばかりでは何もはじまらない。

自分の悲しい体験を、そのままにしておかなかった。つらい想いをしたからこそ、ほかの誰かの悲しみを少しでも減らしたいと思った。

やがて大谷さんは、一部のクリニックが行っていた「卵子セルフバンキング」に着目する。自分の卵子を採取して凍結保存しておく方法だ。

精子や受精卵と比べ、未受精の卵子は非常にデリケート。凍結すると傷つきやすく、解凍後の生存率も受精できる確率も低かった。しかし、ちょうどそのころ、画期的な凍結法が開発されたのである。未婚女性ががんや白血病に侵され、不妊になってしまったとしても、治療前に卵子を保存しておけば、将来、結婚して出産を望んだとき、体外受精によって自分の子供をもつ可能性が残される。

大谷貴子は、アハハハハと笑いながら、いつも「誰かのために」と思って生きている。そうして、誰かの胸に希望の灯《ひ》がともるたび、彼女はまた強くなる。

もっとジタバタせなあかん!

大谷さんは、全国骨髄バンク推進連絡協議会の会長をやめたあとも、相変わらず全国を講演に飛びまわっている。

魚屋のおかみさんとして、夫が経営するスーパーのレジに立ち、配達にも行く。お店で働いている間も、携帯電話に相談のメールが入る。家に帰ってパソコンをチェックすれば、一日に百通以上のメールが届いているという。読むだけでもたいへんなのに、一人ひとりていねいに電話やメールで、ときには会ってアドバイスする。

「苦しいでしょう。でも、絶対にあきらめないでください。絶望の淵《ふち》から立ち上がった人もいますよ」

と、やさしく語りかける。

厳しい現実から目をそらそうとする人には、あきらめてほしくなくて、「もっとジタバタせなあかん！」と活《かつ》を入れることもある。「なんだこのオバハン。あんたなんか二度と会いたくない」と言われても、それを機にその人が奮起し、生き続けてくれるなら、こんな幸せなことはない、と笑う。

大谷さんの言葉は、強くて、あたたかい。誰より、悲しみや苦しみを体験した彼女だからこそ、ほかの患者さんや家族の心に響くのだろう。

「私は、ある人の言葉が忘れられません。『あなたがたいへんな病気を体験して、そこから元気になったことは、強みでもあるけれど、弱みでもあるということを忘れないでください』という言葉です。『弱みって何ですか？』と聞いたら、『あなたはできたけれど、できない方もいらっしゃる。そのことは、絶対に忘れないで』と言われました。その言葉を肝に銘じて、活動しています」

現在、日本骨髄バンクには提供希望者（ドナー）三十六万人以上が登録し、約二千七百人の患者さんが移植を待っている。これまでに一万二千人を超える人が、骨髄移植を受けた。*

三十六万という数字は、単なる数字ではない。見ず知らずの誰かのために、骨髄液を提供しようとする善意の人が、これだけいるのだ。その善意によって、多くの命が救われている。

「一％もあるやん」

この言葉が放たれた瞬間、彼女は、なんとしても生き抜こうと決めた。

人は一瞬で変わることがある。その一瞬を見過ごすな。

間違いなく人生は変わる。

*二〇一五年八月現在、ドナー登録者数は約四十五万人。約三千人の患者さんが移植を待っている。移植実施例は約一万八千余。

たった一人の卒業式

八ヶ岳の麓《ふもと》にある高校に講演に行った。「生きているってすばらしい」というテーマで話をした。生徒たちのまっすぐな視線がまぶしかった。

かつて、この高校は荒れていた。「不良」や「不登校」といった、挫折体験をもつ子たちが集まってくる。生徒数約百八十人のうち、四割近くが不登校経験者。毎年、退学者が三十人を超えていた。

変わるためには事実から逃げてはいけない

十二年前、一人の生徒が自殺した。いじめが原因だった。不幸な事件である。教師たちは、ここから変わろうともがきはじめた。生徒の死を隠さなかった。毎年、命日に全校集会を開き、自殺した生徒の手記を読んで冥福《めいふく》を祈っているという。今もそれは続いている。

変わるためには、事実を直視することが大事。日本の学校は、問題が起こるとフタをしてしまうことが多い。でも、変わろうと思うなら事実を隠さないことだ。

二〇〇五年、四人の生徒が暴力沙汰を起こした。ほかの学校の生徒とケンカをし、一人の相手を四人で暴行した。四人は退学処分になりかけた。

だが、彼らの話をよく聞いていくと、先に手を出したのは相手であることがわかった。四人とも、とても反省している。そして、「オレ、この学校やめたくねえよ」と訴えた。

退学させるのは、たやすい。職員会議で、「やめさせずに指導していきたい」「今のこの高校なら、彼らを立ち直らせる力が十分にある」という声が出た。最後は、校長が英断を下した。

全校集会で、事件の経緯が報告された。校長が四人の生徒を「退学させない」と告げたとき、全校生徒から自然に拍手がわき起こった。教師と生徒の垣根が一つなくなった。生徒たちが教師を、大人を信頼しはじめた。

「クサイものにフタ」をして生徒をやめさせていたら、暴力沙汰の事実関係は闇に葬られていた。こんな感動も起こらなかっただろう。

信じてもらえると人は変わる

　この高校では、それまでずっと、教師が二人一組となって校内パトロールを続けてきた。喫煙や校内暴力、いじめをやめさせようとはじめたことだったが、それをきっぱりやめることにした。まずは教師が生徒を信じよう——そう思ったのだという。

　やがて、教師と生徒の関係がどんどん変わりはじめた。まわりから信じられると、人は変わりやすくなる。信じてもらえれば、誰だってうれしい。期待に応えたくなるのだ。暴力もいじめも少しずつ減っていった。

　その年の九月、三年生の女子生徒が突然学校に来なくなった。教師や同級生が何度も家を訪ねたが、顔も見せない。でも、教師はあきらめなかった。会ってもらえなくても、返事が返ってこなくても、ドアの向こうにいる彼女に語りかけ続けた。

　四カ月後、女子生徒はやっと家から出てきた。でも、まだ学校の敷地には入れない。担任と学年主任が、近所の駐車場で話を聞いた。

不登校の理由がわかった。授業中、前の席の女子二人に「ウザイ、消えろ」と言われたという。調べてみると、その言葉は彼女に向けられたものではなかったが、中学時代、いじめが原因でほとんど学校に行けず、心に深い傷を負っていたため、自分が言われたと勘違い。また部屋から出られなくなってしまったのである。

その日の話し合いを機に、固く閉ざされていた彼女の心の扉が開きはじめた。担任や友達の説得に耳を傾け、勇気を出して学校に行ってみようと思えるようになった。

あきらめなければ、人は変わる。熱意が、真摯《しんし》な想いが、人を変える。

だが、卒業するには、出席日数が足りない。女子生徒を卒業させるかどうか、職員会議で議論になった。結論は、「卒業させたい」。

なんとか卒業できるよう、教師たちは彼女に最低限の授業を受けさせるため、特別授業のスケジュールを組んだ。特別授業は、三月半ば過ぎまで続いた。同級生たちは、三月三日に卒業式を終えていた。

三月二十五日、一人残された女子生徒のために、もう一つの卒業式が行われた。式は、本当の卒業式と同じように進んだ。校長先生があいさつをし、来賓《らいひん》の祝辞が読まれた。そして、担任の教師がお祝いの言葉を贈った。

おめでとう。

あなたは、不登校から立ち直ったとき、ダメかもしれないけどがんばってみると決めました。

あのときから一日も、あなたは一時《いっとき》たりとも休みませんでした。歩むことをやめませんでした。

少しでもダメだと思っていたら、今日のこの日はなかったことでしょう。

放課後、遅くまで残って勉強しましたね。たくさんの友達が遅くまでつき合ってくれましたね。

本当に、本当に、卒業おめでとう。

たった一人のための卒業式に、ほとんどの教師が駆けつけた。三十人ほどの同級生も集まった。ひとりぼっちじゃない、と、女子生徒はわかった。教室の仲間を信じられるようになった。

もう、人生の途中で大波が来てもだいじょうぶ。彼女の心に、「人は変われる」という信念が、あたたかな涙とともに刻み込まれた。
みんなに祝福されるなか、彼女は泣きながら、胸を張って巣立っていった。

一人が変わると連鎖が起こる

パラダイスのような高校なんて、そうはないだろう。学校という小さな社会のなかに現代社会の矛盾が投影され、小さな社会だからこそ、人間という存在のダークな側面が凝縮されてしまうことも多い。そう簡単には解決できない複雑な課題がいっぱいだ。だが、変わることはできる。

八ヶ岳の麓にある高校は、あきらめなかった。もちろん、今でも課題を抱えているが、生徒と教師の間に「信じる」という空気が生まれたことは大きい。だからこそ、生徒は立ち直ることができる。行動変容を起こすことができる。

今年の新入生にも、興味深いことが起こっている。小学校、中学校と、ほとんど学校に行けなかった子が、高校に入ってから一日も休まず、通い続けているという。

この若者も変わる一瞬を待っていたのだ。ずっーと変わりたかったのだ。あきらめないことが大切。変わるときが、必ずだれにでもやってくる。変わるときは一瞬。その時がくるまで投げださないこと。そう信じて生きてきた。

「どんなにあがいても、どうせ人間なんて変わらないよ」と思っている生徒たちと、あきらめきっている先生たちでいっぱいの学校で、一人で変わるのは難しい。でも、「人は変われる」という例をいくつも見せてくれる学校なら、変わるのもそんなに難しいことではない。

どんな子も変われる。

だれだって、変わろうと思って変われたら、うれしくなる。

期待されること、愛されること、信じてもらえることが大事なのだ。

陽の当たる学校には、新しい伝統ができはじめている。またいつか、この高校を訪ねたいと思った。

なんとかなるかも先生のリハビリ術

「ああ、あの自転車に乗ったセンセイ！」

　東京・世田谷近辺の人に会うと、よく長谷川ドクターの話題が出る。日本では数少ないリハビリ専門のクリニックで働いている長谷川幹《みき》。自転車をこいで訪問リハビリに行く姿は、地域の人に広く知られている。

「なんとかなるかもしれない」が口グセ。決して、熱血医師ではない。いつも淡々としていて、もの静かだ。

　彼がリハビリを担当した患者さんたちの話を聞くと、本当に驚かされる。

　ある美容師が、脳梗塞を起こし、右片まひになった。右手はハサミを持つ利き手。美容師としては致命的だ。しかし、なんとか仕事に復帰したいと思った。

　最初、彼女は大きな病院で治療を受けていた。リハビリも行ったが、「もうゴールです」と医師に言われた。リハビリを続けても、これ以上はよくならないということを意味する。病院で使われる「ゴール」って、悲しい言葉だ。その病院のリハビリ医と違って、長谷川ドクターは「ゴール」という言葉を使わなかった。

「なんとかなるかもしれない」

わらにもすがる想いでやって来た彼女に、ひと言、そう告げた。夢は必ずかなう、なんてことも言わない代わりに、否定もしなかった。

人間の力を信じる深い楽観主義

「なんとかなる」なんて、いいかげんと言えば、いいかげんである。でも、これがいいんだなあ。

長谷川は、口からでまかせを言っているわけではない。患者に希望をもたせるために、意識的に夢を語っているのでもない。彼のなかに人間の力を信じる、深い楽観主義があるような気がする。

そして、奇跡が起きた。四年間のリハビリを経て、彼女は顧客とその紹介者を相手に、美容師の仕事を再開したのである。「時間がかかってもいいから、あなたにやってほしい」と言ってくれるお客さんに支えられ、カットやパーマのスピードが少しずつ速くなっている。

長谷川ドクターは、どんな魔法をかけたのだろうか。彼女だけではない。脳出血による左片まひを乗り越えて国際ボランティアグループを立ち上げ、フィジーに百台以上の車椅子を送っている男性。乳がんの脊椎《せきつい》転移で両下肢がまひしたが、長期間の筋力トレーニングで杖歩行ができるようになった女性。脳出血で右片まひになってから七年で、ミシンを使って服を縫い、車の運転もできるようになったテイラーの男性……。

みんな、すごい。この人たちの感動的な物語は、長谷川ドクターの著書『主体性をひきだすリハビリテーション』に、ていねいに書かれている。

どの人も、リハビリは簡単ではなかった。次々に問題が起こった。でも、患者本人の主体性を引き出すことさえできれば、解決の糸口は見つかる、と長谷川は言う。

それにしても、長谷川ドクターはどうやって患者さんたちの主体性を引き出したのだろう。ぼくの疑問は次から次へとわいてくる。

ぼくたち医師がどんなに熱心に健康指導をしても、患者さん本人が自分の生活を変えていこうと決意して動かなければ、何もはじまらない。行動変容を起こすことができなければ、治療やリハビリは成功しないのである。

もしかしたら、彼の力の抜けた楽観主義が、患者に行動変容を起こさせやすくしているのではないか。

かつての劣等生は、ぶれない男

長谷川幹は、ぼくの大学時代の同級生である。八十一人のクラスで、成績はカマタが八十番目。長谷川は八十一番目。彼がいたおかげで、ぼくはビリにならずにすんだ。

劣等生同士、仲がよかった。二人とも、ちょっとだけ学生運動をした。ほかの大学からも、劣等生が集まってきた。五人ほどで国家試験の勉強をしたことがあった。長谷川のアパートが、よくたまり場になった。

そのなかに、もう一人カマタという男がいた。東北の大学から来ていて、ぼくらとはちょっとレベルの違う、過激な学生だった。警察からマークされていた。でも、警察もドジ。カマタ違いで、ぼくのほうに尾行がついた。

過激なほうのカマタ君は、その後、免疫の研究者になり、臓器移植の際に起きる免疫系の拒絶反応を抑制する研究を評価され、外国の大学で教授になった。日本で肝臓移植が行われはじめたころ、そのカマタ教授が外国から呼ばれ、アドバイスをする姿を見て驚いた。過激な人間って、変わり方も過激だと思った。過激なカマタ君以外は、みんな劣等生。長谷川も、そのころは落ちこぼれだったが、弱い人間にやさしかった。弱い人のためには権力に立ち向かう男だった。医師になって、クリニックを開業したのだから、外車を乗りまわすこともできるはずだけど、自転車に乗って体一つで往診に行く。それが、長谷川幹なのだ。

リハビリ医の妻が脳卒中になった

一九九三年、長谷川の妻、幸子さんが脳出血で倒れた。当時、四十二歳。大学病院の消化器外科病棟で、看護師長として働いていた。

入院してしばらくは、半昏睡《はんこんすい》状態だった。声をかけられた瞬間だけ目が覚めるが、またすぐ眠りに落ちていく。そのときにかけられた言葉を、覚えているという。途切れ途切れではあるが、記憶は残っている。

「だから、昏睡状態の患者さんに対して、ていねいな言葉がけが必要なんです」

と、幸子さんは言う。

やがて半昏睡からは回復したが、右の手足に軽いまひが残った。失語症もひどかった。言葉が発せないばかりではなく、言葉の意味もわからなくなっていた。病院のベッドで食事をしていても、「コップ」という言葉がわからない。「水を飲む食器」と「コップ」という言葉が結びつかない。もどかしかった。

「幸子は治るの？」

彼女のお母さんは、毎日、毎日、長谷川に同じ質問を繰り返した。幸子さん自身はもちろん、義母、息子、娘、それぞれに動揺していた。夫であり、父であり、リハビリの主治医でもある長谷川幹の口から、どんな言葉が出てくるのか、みんなが期待していた。だが、長谷川は淡々と答える。

「なんとかなるかもしれない」

ほかの患者さんに話すときと同じ。山陰地方の訛《なまり》が少し残るアクセントで、義母に何十回も同じ返事をしたという。

もともと長谷川は、根気強い男だった。

病気や事故で障害を背負った人たちが、自分の障害を受容するまでには時間がかかる。それまで、患者は何十回も同じ質問をしてくる。

「そのとき、医師は何十回でも同じように、ていねいに答えることが大事なんだ。『前にも話したでしょう』なんて声を荒らげたりしてはいけない。ぼくはリハビリに携わる医師として、その訓練をしてきた」

そう長谷川は言う。

患者がリハビリを続けていくには、家族のサポートが大切だ。だから、患者だけでなく、家族にも根気強く、病気や障害を受け入れてもらうよう働きかける。

長谷川ドクターは、患者の「自己決定」を大事にしているという。リハビリ訓練をするときにも、「今日は何回やりますか」と聞く。よくわからないようなら、「三回にしましょうか、五回にしましょうか」と、さらにわかりやすい形で質問する。

本人が、自分自身で決めることが大事だという。些細《ささい》なことでも、自分が決めたことは実行しやすい。その積み重ねが、自信につながっていく。

病気や障害を抱える人に対して、ぼくたち医療者はつい、すべてお膳立てをして、回復や社会復帰のためのプログラムをつくってしまうことが多い。そのプログラムにうまくのせてあげることが医師の仕事だ、と思い込んでいる。

だが、長谷川ドクターは違う。患者自身に「回復のシナリオ」を書いてもらうのである。回復のシナリオは、本人にしか書くことができない、と確信している。これは、病気を治していく過程においてだけでなく、困難な人生を乗り越えていくうえでも大事なことだと思う。

幸せのシナリオは自分で書く

幸子さんの失語症は、徐々に改善していった。倒れてから八カ月後、まだ言語障害が残っていたけれど、復職。外来受付で新患の話を聞き、適切な科に案内する仕事からスタートした。自分の体験を生かし、若い後輩たちへの看護教育も行った。現場に戻ったことで、回復スピードが増したという。

やがて幸子さんは、働きながら夜、大学の社会学部に通いはじめた。人間、いつ死ぬかわからない、生きているうちに大学で学んでみたいと思ったのである。なかなか思うようにいかない読み書きのトレーニングのためでもあった。

大学を卒業すると、国立保健医療科学院で医療安全管理を学んだ。それが評価されて、勤めている病院が医療安全管理部を立ち上げたとき、副部長に抜擢《ばってき》された。医療事故をなくすという、組織にとって最重要課題の任務を行う部署のリーダーとなったのである。

もとの状態に戻ることを「回復」というなら、幸子さんは回復以上だ。脳卒中というピンチを見事に生かして跳躍した。こんなシナリオは、彼女にしか書けない。

現在も大学病院に勤務しながら、医療安全学などの講演をして、全国をまわっている。話し方は、今でも少しぎこちないが、その仕事ぶりはエネルギッシュだ。

忘れられない「一瞬」

二〇〇九年の秋には、諏訪中央病院グループの介護老人保健施設「やすらぎの丘」二十周年記念の集いに、夫婦で講演をしにきてくれた。「リハビリ医の妻が脳卒中になったとき」と題した長谷川夫妻の講演は、とても感動的だった。

その講演で、幸子さんがこんなエピソードを語ってくれた。

退院して家に戻り、初めてお風呂に入ったときのことだ。手足は洗えたが、背中が洗えないことに気づいた。

打ちのめされそうになった。こんなこともできないのかという喪失感。これから家族に迷惑をかけてしまうという自責の念。風呂のなかで涙がこぼれそうになった。

そのとき、夫の声が聞こえた。

「背中、流そうか？」

何気ない言葉だけれど、幸子さんの心をふわっと包み込んだ。

魔法の言葉だった。

ここから、幸子さんは変わっていったという。

人が変われる「一瞬」がある。

保健医療従事者向けのガイド、『健康のための行動変容』という本には、行動変容を起こすには、人間味が大事だと書かれている。

人が変わっていくためには、医学的な理論やデータだけでは不十分だ。言葉を超えた、あたたかで、おおらかな人間味に触れたとき、その人の内側から自然と力がわいてくる。

楽観的で、不器用だけれど根気強い元劣等生、長谷川幹。そんな人間味いっぱいのリハビリ医だからこそ、たくさんの患者さんたちを支えることができる。一人ひとりの主体性を引き出し、ホンモノの社会復帰や自己実現ができるよう、縁の下の力持ちになれるのだ。

絶対に「なんとかする」なんて言わないのがいい。「なんとかなるかも」ってあやふやな言葉だ。でも、未来の可能性をゼロにしていない。これが大切なのだ。

長谷川幹の魔法、と、ぼくは勝手に呼んでいる。

「なんとかなるかも」

感動が少年を変えた

二〇〇九年十二月、人権週間のイベントで、茨城を訪ねたときのことだ。中学一年の男の子が書いたという文章をもらった。読売新聞に連載している「鎌田實の見放さない」を読んで、その感想をつづってくれたものだった。

ぼくは引き寄せられるように本屋に行って、この本を買いました。

少年の言う「この本」とは、ぼくの絵本『雪とパイナップル』のことだ。日本の医師や看護師たちが、チェルノブイリ原発事故の放射能で汚染された地域に赴き、病気の子供たちを救おうとしていることに感動したという。

読むだけで変われる

　絵本は、実話である。放射能の影響で白血病になり骨髄移植を受けたアンドレイという少年が、敗血症になって生死をさまよった。熱と口内炎のためまったく食事をとれなくなった彼は、看護師のヤヨイさんに「何なら食べられる？」と聞かれ、消え入りそうな声で答える。「パイナップル……」。十二年の人生でたった一度口にし、家族みんなで「おいしいね」と笑い合った幸せの味だった。

　それを聞いて、ヤヨイさんはパイナップルを求め、降りしきる雪のなか、マイナス二十度に凍《い》てつく町を歩きまわった。パイナップルなんて見つかるはずがない。ベラルーシ共和国の地方都市。時は二月。経済の崩壊した旧ソ連、どこの店に行っても首を横に振られたが、若い日本人の看護師がパイナップルを探していると、町じゅうの噂《うわさ》になった。

　パイナップルの缶詰をもっている現地の人がいた。噂を聞いて感動し、缶詰を病院に届けてくれた。アンドレイ少年は大喜びで、パイナップルを食べた。

　奇跡が起きた。熱が下がった。敗血症が治り、命をとりとめた。

その二年後、再発した白血病は手の施しようがなく、アンドレイは短い生涯を閉じる。ぼくは、お悔やみを言いたくて、彼が住んでいた町を訪ねた。大歓迎を受けた。大切な息子さんの命を守ってあげられなくて申し訳ないと思っていたのに、お父さんは仕事を代わってもらい、アパートの外に出て待っていてくれた。お母さんはパンとクッキーを焼き、熱々のロシアンティーでもてなしてくれた。

お母さんのエレーナが言った。

「あるはずのないパイナップルを探して雪の町を歩きまわってくれたヤヨイさんのやさしさが、私はうれしかった。缶詰を届けてくれた人の想いが、うれしかった。人間ってすごいなあって、そのとき思ったんです。やさしい心は人から人へ伝染していくって」

絵本で紹介したエレーナ母さんの言葉を読んで、茨城に住む少年はハッとしたという。そして、自分の体験を追想し、こんなことを書いていた。

少年は、ロシアでホームステイをしたことがあった。ホームステイを終え日本に帰ったあと、祖父から、その祖父――つまり彼のひいひいおじいさんが日露戦争で両脚を失い、生死をさまようほどの重傷を負ったと聞かされた。

かつて日本とロシアが戦ったことは歴史の授業で学んでいたが、おじいさんの話を聞くまでは、教科書のなかの出来事でしかなかった。おじいさんの気持ちを考えると、少し複雑だった。

感動で人は変わる

その後、交換留学でロシアからイリアという少年が彼の家にやって来た。すると、おじいさんはイリアのため、わざわざおみやげを送ってきてくれた。少年は、祖父の小包を開けながら、ロシアでイリアのおじいさんとおばあさんが、自分にとてもやさしくしてくれたことを思い出したという。戦争の悲劇を覚えているはずの祖父たちが、その歴史を乗り越え歩み寄ってくれていたことがわかった。

そのときの気づきや感動は、日々の生活のなかで薄まり、いつの間にか忘れてしまっていた。でも、『雪とパイナップル』をきっかけに、まざまざとよみがえったという。そして、やさしい心は伝染するんだ、と実感したという。

少年は、さらにこうつづっている。

アンドレイ君は残念ながら白血病が再発し、亡くなってしまいました。でも、鎌田さんは、「日本人が雪のなか、パイナップルを探すというあたたかな行為が、あたたかな連鎖を生んだ。ちっぽけなあたたかさなんて何にもならないと思わずに、一人ひとりがまずは小さなあたたかさを実践すること。それが必ず連鎖を生んでいく。そんな思いでこの本を書いた」と読売新聞のなかで述べています。

ぼくには、鎌田さんのように病気を治したり、高価な医薬品を送る支援はできません。でも、アンドレイ君を大切に思い、そのやさしさで、白血病の息子の死を乗り越える力を両親に与えた日本の看護師さんのようにはなれるかもしれない。なりたいと思いました。

そのために、今ぼくができることは、ロシアの少年イリアと交流を続けていくこと。イリアだけでなく、身近にいる家族や友人を大切にすることからはじめようと思います。

やさしさは伝染する。

この言葉を胸に、あたたかい連鎖を起こしていきたいです。

中学一年の少年の文章に、ぼくは感動した。こういう仕事をしてきてよかった、とうれしくなった。

一冊の本が行動変容を起こすことがある。少年が読んだのは、たまたまぼくの本だったが、世界にはもっとすばらしい本がたくさんある。


感動は人を変えるんだ。

一人の日本人看護師のやさしさが、たくさんの人の胸を打ち、みんなの心からやさしさを引き出した。その流れのなかで、ぼくの絵本が生まれた。そして今度は、それを読んだ一人の中学生が、また新たなやさしさの連鎖を起こそうとしている。なんだかわくわくしてきた。

『雪とパイナップル』は映画化の話が進んでいたが、不況のためにお金が集まらず、中休み状態になっている。でも、あきらめるつもりはない。ヤヨイさんからはじまったあたたかなつながりを、もっとどんどん広げていくために、いつか必ず映画にすると心に決めている。

こんな時代だからこそ、あたたかな連鎖が必要なのだ。

誰でも、どこでも、あたたかな連鎖を起こすことはできる。

「行動変容」を起こすスイッチ

行動変容の専門家に会った。精神科医の足達淑子《あだちよしこ》。福岡県太宰府《だざいふ》市で、あだち健康行動学研究所を開設している。行動療法を健康増進や生活習慣病の予防などに応用し、厚生労働省の研究にも参加していた。東京医科歯科大学の、ぼくの後輩でもある。

「がんや生活習慣病など、さまざまな病気にはストレスがかかわっている。ですから最近は、ストレスコーピングというアプローチが必要だと言われています。鎌田先生が『がんばらない』や『あきらめない』などの本でおっしゃっていることとは、行動変容にも通じているんですよ」

足達はそう口火を切った。

「コーピング（coping）」とは、対処法のこと。たとえば、騒音というストレスを感じたとき、対処できるものとできないものがある。対処できない騒音の場合は、対処することをあきらめ、ほかに楽しいことを考えるなど、意識を転換することが大事だ、と足達は言う。

「あきらめてもいいんですね」

ぼくは念を押した。

「あきらめるという言葉は、『できることとできないことを明らかにする』という語源からきています。がんばっても仕方ないということが明らかならば、あきらめてムダな努力をしないことも一つの選択でしょう」

いいなあ。この後輩とは、気が合いそうだ。

人は「気分」で変わる

ぼくは、足達の言葉をこんなふうに解釈した。たとえば、がんの手術をしたあと、これで完治するのか、再発するのか、患者さんは不安に陥る。大きなストレスが押し寄せる。そこで、自分のなかにあるパワーを信じて、「ナニクソ」と思ってもいい。パワーがないと感じたときには、ひとまずそこから少し逃げて、違うことに夢中になってもいい。

行動変容に必要なのは、意志の強さや動機づけだと思われている。もちろん、それも大切だけれど、足達は「気分という、あやふやな心のあり方が大事だ」と言う。気分が変われば、考えが変わる。考えが変われば、行動も変わる。

たとえば、病気と闘うために生活の仕方を変えなければならないとしよう。その人がいくら頭で理解していても、なかなか行動は変えられない。でも、いい景色を見てふっと心がゆるんだり、人とおしゃべりをして気がらくになると、なんとなく病気と闘う前向きな気持ちがわいてくる。行動を変えるためには、まず気分を変えることが大事なんだ。

具体的な提案も大切だ。

三十六年前、ぼくが地域で脳卒中を減らす減塩運動をはじめたとき、減塩の必要性を説明するだけではうまくいかなかった。その後、どうしたら塩分を減らせるか、具体的な方法を示していったら、みんなが受け入れてくれるようになった。漬物にしょうゆをかけるのをやめよう。豆腐を食べるときは、小皿に入れたしょうゆに、ちょんと一角だけつけて食べよう……そういう、生活に根ざした具体的な行動にまで落とし込むことが大切だったのである。

足達も言う。

「行動変容のスタートは、問題となる行動を具体的に取り上げて、あらわにすることです。そして、どこがいいか、どこが悪いかを、実際の生活のなかで指摘していく。このとき、相手の性格や人格を否定しないよう気をつけなければなりません。パーソナリティの問題には直接触れることなく、その人が今困っていることをどうしたら解決できるか一緒に考えていくんです。そうすれば、相手は傷つきませんし、これなら自分にもできるかも、と思ってもらえます」

行動変容の専門家の言葉は、とてもわかりやすい。

ぼくはもう長いこと、生活習慣病を予防・改善するために、生活の仕方をちょっとだけ変えてみよう、と呼びかけてきた。行動変容法のコツをつかめば、人生だって変えることができる、と思っている。

行動変容とは、自分のなかに眠っているものを引き出すこと

もちろん、行動変容は魔法ではない。行動変容とは何か、ここであらためて考えてみよう。

行動変容という言葉は、英語だと「ビヘイビア・モディフィケーション（behavior modification)」という。オバマ米大統領のキャッチフレーズだった「チェンジ（change）」ではないのだ。

「英語のチェンジは、変える、別のことをするというイメージです。一方、モディフィケーションは、自分のなかにある違うものを引き出すというイメージ。つまり、行動変容とは、まったく違う自分になるということではなく、今はまだ自分のなかで眠っている何かを引き出すことなのです」

おっ、と思った。後輩、なかなかいいことを言うな。

変わるためのパワーは、誰だってもっている。行動変容が成功するかどうかの大きなポイントとなるのが、「セルフエフィカシー（self-efficacy＝自己効力感）」――自分にはできる、きっとやり遂げられるという自信だという。自分のなかにある秘められた力に気づいたり、誰かに気づかせてもらったりすることが、行動変容の第一歩なんだ。

ずるずる、だらだらがいい

ぼくは十八歳のとき、小さな行動変容をはじめた。貧乏な生活から脱出するため、朝四時半に起きることを自分に課したのである。

ぼくは、友達から遊ぼうと誘われると断れない性格だ。義理人情に弱い。でも、夜明けの時間なら、友達から誘われない。だから、朝四時半に起きて、自分の時間をつくろうと決めた。この時間に、必死で医学部受験の勉強をした。一冊の本を何十回も繰り返し読んだ。

受験に成功すると、多くの人は生活スタイルが元に戻る。でも、ぼくの場合は、これが身についた。大学生になってからも、朝型人間が続いたのである。毎朝早起きしては、小説や詩を読んだ。詩や映画のシナリオも書いた。医学の勉強もした。

こういう朝の時間を、ほぼ四十四年間続けている。もちろん、ときどき疲れがとれず、起きられないこともある。でも、一日起きられなかったからといって、もうやめてしまおうという気持ちにはならなかった。起きられなかったときはしょうがないと思い、また次の日に早起きするようにした。とにかく、ずるずる、だらだらと、大きな流れは変えずに、現在までやってきたのである。

どうしてぼくの行動変容はうまくいったのか。今から思うと、この「ずるずる」がよかったのだと思う。完璧主義の人は徹底的にやるが、ちょっとつまずくとプッツリやめてしまう。「だらだら」が大事だったのだ。

「行動変容をするということは、ライフスタイルが変わるということです」

と足達は言う。

たとえば、カロリー制限をしようとする。そのためには、食事を変える必要がある。食事を変えようとすれば、買い物や一日の過ごし方など暮らし方も変えざるを得なくなる。

足達自身も、やせるために通勤時間を利用して歩くようにした。そうしたら、テレビを見る時間が減った。行動変容を起こすことによって、ライフスタイルが変わっていった。

後輩と話をしているうちに、気がついたことがある。行動変容の体験は、それがどんなに小さな行動変容でも、そこだけにとどまらない、ということだ。

長年、タバコをやめられなかった人が禁煙に成功すると、家族との関係までよくなったりする。そんなことがしばしば起こるのを、ぼくは見てきた。健康づくりのために散歩を続けるという行動変容ができた人は、自分の強さを確認できる。その自信は、やがて人生で大きな困難に遭遇したとき、自分自身を支える力になっていく。

まずは、小さな行動変容を起こしてみよう。なんだっていい。はじめることが大事なんだ。何かをはじめれば、あなたのなかで眠っていた力が目を覚ます。秘められた力が、ぐいぐい引っ張り出される。

やがて、人生が大きく変わったことに気づくときがくると思う。

第2章

「がんばらない」で自分を変える

自分に楽しい暗示をかける

『禁煙セラピー』という本がある。著者は、イギリスの禁煙コンサルタント、アレン・カー。

一日百本のタバコを吸うヘビースモーカーで、何度やめようとしてもやめられなかったが、五十歳を前にして禁煙に成功。その経験をもとに彼が書いた本は、一九八五年に初版が出て以来、世界じゅうで売れ続け、DVDも合わせると一千万部を超えるベストセラーになっている。グループ・セッション形式で禁煙をうながす「禁煙クリニック」なんてものも、三十数カ国で開いていた。

以前、この本の帯の文を頼まれた。ぼくの『がんばらない』という本をもじった〈〝がんばらない〟禁煙本〉というキャッチコピーのあと、こう続く。

〈うーん、確かに、これなら禁煙できる。苦しまずに、楽々と。日本は先進国の中で最も禁煙がすすまない国の一つ。この本はすごい！〉

変わるための「逆転の発想」

アレン・カーは、二〇〇六年に肺がんのため七十二歳で亡くなった。その後、日本にあった禁煙クリニックは経営が立ちゆかなくなり、つぶれてしまったらしい。でも、本のほうは、お世辞ではなく、学ぶところ大だと思う。

『禁煙セラピー』には、行動変容を起こさせるポイントがいくつか隠されている。その一つが、「逆説」である。禁煙をすすめているのに、〈読み終わるまでタバコをやめないでください〉とある。おやっ、と読者は不意をつかれる。実は、これが大事なのだ。

たとえば、肥満の人は「やせなさい」と言われると反発したくなる。だが、「肥満でもいいんだよ」と言われると、なぜだろうと疑問をもつ。相手の言うことに聞く耳をもとうとする。押しの一手ばかりではダメ。その人の主体性を引き出すには、引くことも大切なのだ。

美容家のたかの友梨《ゆり》さんと対談したとき、こんな話を聞いた。彼女は子供のころ、祖母から「女は勉強するな」と言われ、かえって勉強するようになったという。ぼくも、父に「貧乏人は働けばいい」と大学進学を反対されたとき、石にしがみついてでも勉強しようと思った。人間の心って不思議だ。

禁煙にせよ、ダイエットにせよ、必要性は本人だって重々承知。なのに、できない。だから、問題。健康のため禁煙すべきだ、ダイエットすべきだと正論を言われたら、反発したくなるのも当然なのだ。

この本は、読み終わるまでタバコをやめるな、と反対のことを言っているのがおもしろい。行動変容を起こさせるうえで、重要なテクニックだと思う。しかも、終盤で読者に、〈さあ、最後の一本を吸おう〉とダメ押しまでしている。一人になって、〈発癌性《はつがんせい》の煙が肺に入っていく感じ〉や〈毒素が血管に詰まる感じ〉〈ニコチンが体中にいきわたる感じ〉に意識を集中して吸いましょう、というから笑ってしまう。

「思い込み」から自分を解き放て

『禁煙セラピー』という本に学ぶべき二つ目のポイントは、「簡潔さ」である。冒頭で、著者は二十一章が特に大事だと宣言している。ほかの章は加筆・修正しても、二十一章だけはこれ以上筆を入れる必要がない、とまで言いきっている。なんとも思わせぶりだ。

せっかちなぼくは、そこに禁煙の奥義《おうぎ》が書かれているに違いないと思った。真っ先にその章を開いた。そこには、たった一行だけ書かれていた。

〈喫煙の利点などひとつもない！〉

人の注目を集め、心を揺さぶるには、簡潔な言いまわしが効果を発揮する。だらだら冗漫な文章はいただけない。何が大事なのか、一点だけ、ポンとまな板に載せてあげることが大事なのである。

アウグスト・モンテロッソという小説家がいる。小学校中退で、働きながら独学で小説を書きはじめたグアテマラ人。二十代でメキシコに政治亡命し、二〇〇三年に亡くなるまで、故郷を離れて作家活動を続けた。

『恐竜』という小説がある。たった一行で完結している。

〈目を覚ましたとき、恐竜はまだそこにいた〉

ぼくは何度も何度も繰り返し、世界一短い小説と言われる『恐竜』（『全集　その他の物語』所収）を読んできた。広大な余白を読んでいるうちに、まるで自分が作家になったような気がしてくる。あまりに完璧で、あまりに不十分なので、自分のなかで読み替えをはじめる。これが、モンテロッソの狙いなのかもしれない。

短い言葉で訴えるからには、言葉の選び方も大事だ。

アレン・カーは、〈あなたの子供さんにもタバコを吸うことを勧めますか？〉と書いている。何気ない一行だが、自分と周囲の人との関係を思い起こさせたり、自分を客観視させたりする、優れたフレーズだと思う。タバコの代わりに、いろんな言葉を当てはめて使うこともできそうだ。

この本から学べる点の三つ目は、「読み替える力」をもつことである。

著者は言う。

〈タバコは「習慣」ではありません。「麻薬中毒」なのです〉

〈喫煙者の多くは「タバコの味と香りが好きだ」と思っていますが、これも幻想です。タバコの覚え始めの時期、嫌な味とにおいに対する免疫を体に擦り込み、ニコチンに耐え得る体にしていくのです〉

ニコチンは、血管に注入されたヘロインよりも脳に到達するスピードが速く、そのくせ血中のニコチン量はすぐに減ってしまう。喫煙者はタバコが好きで、吸うのが楽しいから吸っているのではなく、ニコチン依存症の禁断症状を緩和しているだけだ、というのである。

禁断症状の緩和、と読み替えるのか。なるほど、と思う。

ハンフリー・ボガートやクリント・イーストウッドのような渋い俳優が紫煙をくゆらすシーンは、一見、哲学的でダンディだが、アレン・カー風に見れば、禁断症状の緩和をしているにすぎない。リラックスやストレス解消、集中力の向上に効果があるというのは思い込みで、実は禁断症状をやわらげるため吸わされているだけだと気づいたら、急に喫煙熱も冷めるかもしれない。

こんなふうに読み替えることができると、日ごろ自分がいかに「思い込み」にとらわれているかを発見しやすくなる。思い込みから自由になると、いろんな視点で物事や人や自分自身を見られるようになる。

視点を変えれば、あなたも変われる

今、あなたが抱いている「自分はこういう人間だ」という認識だって、思い込みかもしれない。

これこれは好きで得意だが、これこれは嫌いで苦手だなんて、決めつけないほうがいい。嫌いだと感じていること、苦手だと思っていることも、実は好きなところも少しはあるんだと読み替えられたら、しめたもの。「嫌い」や「苦手」にチャレンジするうちに、なんだか楽しくなってきて、意外な自分を発見したり、自分の幅がグンと広がったりする。

つまり、読み替える力とは、視点を変える力であり、思い込みから自分を解き放つためのジャンピングボードなのだ。

さらにカーは、「禁煙の苦しみ」を「禁煙の楽しみ」に読み替えるコツも、あの手この手で伝授している。たとえば、禁煙のプロセス全体を、ニコチンモンスターを退治するエキサイティングなゲームだと考えよう、という具合に。

もし、あなたが気弱な性格で、大事なところでいつも失敗してきたなら、自分の性格を読み替えてみればいい。気が弱そうに見えるけど実は気が強いんだ、誰も知らないだけだ、と自分で自分に暗示をかける。

気が強いか弱いかなんて紙一重。気が強そうな行動をしていればいいだけ。それに、本当のところ、自分の性格なんてわからないものなのである。

ダイエットでも運動でも勉強でも、つらいつらい、イヤだイヤだと思いながらやっていると、さらにつらさが増し、イヤになる。そして結局、投げ出してしまうということになりやすい。

だから、「しなきゃならない」と考えるのをやめて、その状況をおもしろがれるような仕掛けを自分なりにつくってみるのだ。誰かと競い合ったり、ちょっとした賭をしたりと、ゲーム的要素を取り入れてみてもいい。段階ごとに目標を設定しておいて、そこに到達するたび、自分にごほうびをあげるという手もある。

読み替える力を身につけることができたら、行動変容は意外とうまくいく。

人間の性格は、なかなか変わらない。でも、読み替え上手になれば、行動というアウトプットは、わりとらくに変えることができる。そして、それが積み重なっていけば、人生だって変えられるのだと思う。

「がんばらない神経」を刺激しよう

人の心と体にかかわる自律神経には、交感神経と副交感神経がある。ぼくは交感神経を「がんばる神経」、副交感神経を「がんばらない神経」と呼んでいる。この二つがバランスよく働くのが本来の姿だが、ストレス過多の現代社会では、交感神経が働いている緊張状態にかたよりがちだ。だから、ときどき、がんばらない神経の副交感神経を意識的に刺激することが大事である。

温泉につかって、「ああ、気持ちいい」と感じる。おいしいものを食べて、「うまい」と舌つづみを打つ。気の合う友達とおしゃべりをし、「楽しいなあ」と思う。いい景色を見て、「わあ、きれい」と感動する……。そんなとき、副交感神経が優位になる。

ただ思うだけでなく、声に出すとさらによい。感動を言葉にするのだ。「気持ちいいなあ」「幸せだなあ」と口に出して言うことで、そのプラスのイメージが強まり、心にくっきりと刻み込まれる。

お客の行動変容をどう起こすか

スポーツのメンタルトレーニングでは、「サイキングアップ」という手法がよく使われる。これは、緊張をほぐすリラクゼーションとは逆のテクニック。短く速い呼吸を繰り返したり、アップテンポの曲を聴きながら体を揺すったり、自分が勝ったときの姿をイメージしたりしてテンションを上げる。心を興奮状態へ、戦闘モードへともっていく。

弱気になっているときや気分がのらないときには、サイキングアップが有効だと言われる。でも、この手法は万能ではない。時と場所を選ぶ。

たとえば、自動車のセールスマンが高級車を買ってくれそうなお客のところに商談に行く。そんなときに、アドレナリンやノルアドレナリンをバンバン出すようサイキングアップしたら、どうなるだろう。

こういうセールスマンが、ときどきいる。見当違いもはなはだしい。お客は引いてしまう。ガンバリズムは、ときに暑苦しく感じさせる。

むしろ副交感神経を優位にして、穏やかな態度で接したほうが、商談は成立しやすい。お客に「車を買う」という行動変容を起こさせるには、突撃スタイルではないほうがいいのだ。

敵をにらみつけながら、あとずさりするヒョウのイメージ

それでは、スポーツはどうか。スポーツにはサイキングアップが適しているように思えるが、実はそうでもない。

試合などで最高の力を発揮できるのは、興奮しすぎでもリラックスしすぎでもない、適度な緊張状態にあるときだ。最適な緊張レベルは、人によって、また種目によって異なるという。

一般に、ボクシングやラグビーなど激しい動きを伴う競技では、サイキングアップで交感神経の緊張を高めた状態のほうが好結果につながる。逆に、アーチェリーや弓道のように、副交感神経を刺激してリラックスするほうがいい種目も多い。

野球なんかは、微妙である。ぼくは大学時代、野球部だった。だから、身をも

ってそう感じる。

イチロー選手は、バッターボックスに立つ前に脱力系のルーティン（決まり事）を繰り返す。ネクストバッターズサークルでのストレッチや素振りの回数、バッターボックスに向かう歩数まで、いつも同じだ。バッターボックスに立つと、バットをグルリとまわして立て、片袖を引っ張るしぐさをする。一連の動作をルーティン化することでストレスマネジメントをし、精神状態をフラットに保って打撃に集中していくのだ。

一方、二〇〇八年に引退したスラッガー清原和博《きよはらかずひろ》は、まるでプロレスラーがリングに立つときのように気持ちを奮い立たせた。たび重なるケガに苦しむようになったころから「とんぼ」をテーマソングにし、長渕剛《ながぶちつよし》の歌にのってバッターボックスにノッシ、ノッシと入っていった。サイキングアップしすぎているのではないか、と思った。

もちろん、このスタイルが清原の魅力だ。ぼくも彼のことは好きだけど、ぼくをメンタルコーチにしてくれたら、違う指導をしてみたかった。別のアプローチをしていたら、もしかしたら清原は、記録も超一流の「夢のスラッガー」としてバットをおけたのではないかと思う。一ファンの勝手な妄想だ。

イチローと清原は、巌流島《がんりゅうじま》の闘いの武蔵と小次郎に似ている。リラクゼーションに自分を導き、最高のパフォーマンスを引き出そうとするイチローと、闘志をむき出しにしてサイキングアップしすぎた清原。結果は、言わずもがなだ。相撲、柔道、プロレスと、野球は違う。そこを清原は勘違いしていたのではないか、という気がする。

大相撲の高見盛《たかみさかり》が、自分の顔や体をたたいて気合を入れていたのは、わかる。プロのスポーツ選手でも、たいていは本来の能力の七十％ぐらいしか使っていないという。百％の力を引き出すためには、アドレナリンやノルアドレナリンの分泌《ぶんぴっ》が必要だ。顔や体をたたくことで、高見盛はこのホルモンを分泌させているのだろう。

それでも、高見盛はよく負ける。これがまた人気を呼ぶわけだが、ちょっと惜しい。アドレナリンやノルアドレナリンのような神経を興奮させるホルモンだけでは、はたき込みやうっちゃりに弱い。「激しい」闘志で前に出るのではなく、「静かな」闘志も大事なのではないか。

「激しい」闘志は交感神経が優位であるのに対して、「静かな」闘志は交感神経と副交感神経のバランスがよいようなイメージがある。

バッファローが突進するイメージはもろい。ヒョウが敵をにらみつけながら、あとずさりしている姿には、しなやかな強さを感じる。ただやみくもに攻めるのではない。相手をうかがい、ときにあとずさりしながら、攻めるときは一瞬で決める。その間合いが大事。人生で大事な局面に立ったとき、ぼくは、このヒョウのようなイメージを頭のなかで描いて、行動してきた。

高見盛も、激しい闘志だけでなく静かな闘志を身につけたら、さらにいい成績を残せたかもしれない。

多くのスポーツがそうであるように、人生でも、適度にリラックスし、副交感神経を優位にもち込んだほうが、うまくいくことが多い。自律神経のバランスがよくなり、ここぞというときに、どんとアドレナリンやノルアドレナリンが出る。がんばる神経へとスムーズに切り替えられる。

だから、大事なときほど、緊張をほぐし、リラックスに導く手法を身につけておくといい。ビルの谷間からのぞく青空を見上げて深呼吸するだけでも、心がすうっと静かになるものなのだ。

人生には極意がある。がんばって、がんばって、がんばり抜こうとするのではなく、がんばるときはがんばり、ときどきがんばらない。そういうイメージで生きていけば、曲げられても折れない竹のような、しなやかな強さが出てくるのだと思う。

ヒョイヒョイ人生のススメ

藤村俊二《ふじむらしゅんじ》さんにお会いした。ビシッとしたスーツに綿のチーフ、ノーネクタイ。寸分の隙もないカッコよさ。七十六歳。自分を「ジイさん」だと言う。

「ぼくは若いころから、人と比べると、不幸がはじまると思ってきました。人よりいい服が着たいとか、うまいものが食べたいとか、いい仕事をしたいと思うこともあるけれど、そんなときはこう考えるんです。

誰だって誰かと比べたら足りないし、比べはじめたらきりがない。でも、自分がこれで十分だと思えば十分じゃないか。人と比べるより、自分の好きなものや自分らしいものを基点に生きるほうが、ずっと楽しい」

人と比べて無理をせず、あるがままを喜ぶ。くよくよ悩まず、なるようになると覚悟を決める。問題を解決しなければと執着せず、「まあ、いいや」と思う。そんな生き方をしているという。

イヤなことからヒョイッと逃げながら変わる

残念なことに今は閉店されたが、彼が経営していた「オヒョイ，ズ」というワインバーが、いい雰囲気の空気をただよわせていた。大好きなイギリスで見つけた築六百年を超える木造家屋がモデル。イギリス人の大工さんに向こうで建ててもらった家を解体して、特注の家具と一緒に運び、南青山にあるビルの地下一階に組み上げた。釘を一本も使わず、オーク材の梁《はり》や柱を組み合わせてつくられている。

ぼくの家、岩次郎小屋も釘を使っていない。岩次郎小屋は、カナダ人がつくった丸太小屋をカナダから移築している。なんとなく、好みが一致した。

オヒョイ，ズの床は、わざと足音が響くよう、能舞台と同じ仕掛けを施している。「ハイヒールの女性がコツコツ足音を立てて歩くのを聞くと、ふっとうれしくなるんです」

イギリスの空間で、アメリカのジャズを聴き、フランスのワインを飲んで、日本人の口に合う西洋料理を食べてもらう。どこもかしこも、藤村さんの好みが反映されている。

店の名前にもなっている「オヒョイ」が、藤村さんのニックネーム。なぜそう呼ばれているのか、理由を聞いた。

「イヤなことから逃げるんです。ヒョイッと」

笑いながら、そう言う。まるで子供のような、あどけない笑顔だ。

「たとえば、お酒を飲んでいてイヤなヤツが来たら、そのままヒョイッとほかの店に行ってしまったりなんかして（笑）。うまいんです、逃げちゃうの」

いいな、と思った。逃げることって、ムダな争いや、しても仕方ない抗《あらが》いをしないですむ知恵なんだ。

こんなに飄々《ひょうひょう》と、「逃げちゃうんです」と言われると、すごく心強い。

がんばらないってカッコいい

彼の書いた本『オヒョイのジジ通信』のなかに、「頑張らないジイさん」というエッセイがあった。なぜがんばらないんですか、と聞いてみた。

「がんばらないというのはカッコいいことです。がんばっている姿を見せるのは、カッコ悪い。水面をスイスイと泳いでいる水鳥も、水中では一生懸命もがいている。しかし、私はもがく姿を見たくないし、見せたくないんです」

オヒョイさんの言葉に、父、岩次郎のことを思い出した。父は、いつもぼくが全力投球していないと不満だった。

運動会の徒競走で一着になったときも、ゴールしたあと余裕のありそうな顔をしていたら、ものすごく怒られた。本当は必死で走っていたのだが、ぼくの実力はまだまだこんなものじゃないというふうに見せたかったのだ。そんな姿が、父にはおもしろくなかったらしい。

もちろん、ヒョイッと逃げるのが得意なオヒョイさんだって、いつも逃げているわけじゃない。

早稲田大学文学部演劇科二年のとき、理論や歴史を教えるだけの授業に物足りなさを感じて、大学を中退。東宝芸能学校でダンスと歌を習い、日劇ダンシングチームに入った。二十代半ばでヨーロッパ公演に行ったときには、本場のミュージカルを観て、これじゃいかんと一念発起。友人からかき集めた四十万円を手にパリに渡り、安アパートの屋根裏部屋を借りてパントマイムの学校に通った。

イヤなことはしない代わり、やりたいと思ったらすぐやるのが、オヒョイさん流。見えないところでたくさんの努力をしている。

だからこそ、厳しい芸能界を生き抜いてきた。だが、その努力は決して人に見せない。涼しい顔をして、スイスイと泳いで見せている。

オヒョイさんは、ジーン・ケリーとフレッド・アステアという往年のミュージカルスターを例にあげて、こんなふうに言う。

「ジーン・ケリーは、五回転してみせて、『どうだ！』という感じで終わります。アステアは五回転できるのに、あえて二回転でやめて、何事もなかったようにスッと消える。軽やかで踊りに余裕があるから、観る人をくたびれさせない。

私はアステアのほうが好きでした。芝居でも、『さあ、どうだ！』という感じの人を観ると、気持ちが引いちゃうんです」

わかる、わかる。

いつも全力投球というのはすばらしいけれど、見ている人にとってはちょっと息苦しい。それに、なかなか長く続けられない。何事も力を入れすぎず、どこかゆとりをもって行うほうが、自分も周囲の人も心地いいし、長続きするような気がする。

力の抜き加減がうまい人は力の入れ加減もうまい

オヒョイさんは五十七歳のとき胃がんになった。発見のきっかけがおもしろい。ウィンドサーフィンを通して知り合ったドクターが、人間ドック専門のクリニックを開業した。花を贈ろうかと迷ったが、開業祝いが花じゃ、いかにも芸がない。

「粗末な体ですが、差し上げます。先生、診てください」

そう言って、自分の体を「進呈」した。首にリボンを巻いたかどうか、残念ながら聞くのを忘れた。しゃれっ気たっぷりのプレゼントである。

そこで、がんが見つかった。

こんなこともあるんだなあ。人生って不思議なものだ。

「がんですか」

「胃がんです」

「どうすりゃいいんですか?」

「切ればいいんです」

「じゃあ、切ってください」

このやり取りだけで、すべては終わった。ほかの病院へ行くとか、セカンドオピニオンを受けるとか、治療法を調べるとか、いっさいしなかったという。

手術から三週間後、非番の看護師さんたち七人を連れて、うなぎを食べに行った。今から二十年近く前のことだから、胃の三分の二を切除して三週間でうなぎというのは、ちょっとしたチャレンジである。

「先生に『ぼくは知らないよ』と言われたけれど、途中で倒れたって、看護師さんが七人も一緒なら、なんとかなるだろうと思って」

六十四歳のときには大動脈瘤《だいどうみやくりゆう》の手術をした。僧帽弁《そうぼうべん》閉鎖不全症という、心臓の病も抱えている。

「心臓の弁が悪いんですよ。性格と同じで、シマラナイ」

閉鎖不全のことをシマラナイと笑いとばす。何を言ってもしゃれているのだ。

心臓の冠動脈にも狭窄《きようさく》がある。ドクターからタバコをやめるよう忠告された。

「それで、葉巻に替えたんです。先生から、いいかげんにしろと怒られました」

飄々としている。重い病気のことなのに、ニコニコ愉快そうに語る。

そんな彼だから、「肺気胸になった五十三歳から病気の宝庫」でも、ヒョイヒョイ乗り越えてこられたのかもしれない。次々に襲ってくる病気を深刻に受け止めていたら、きっと精神的にまいってしまうだろう。

オヒョイさんの話を聞いていると、力の抜き加減がうまい人だなと思う。力の抜き加減がうまい人は、力の入れ加減もうまい。

人生には、悩みも問題もいっぱいある。そのすべてに真正面から対峙《たいじ》し、解決しようとしていたら、時間がなくなってしまう。ときにはヒョイッと逃げて、本当に大切なことに力を尽くしていけばいい。行動変容も、ここぞというときだけ起こせばいいのだ。


完璧な人間になりたいと思っても、なかなかそうはいかない。むしろ、欠点がある自分を認めたほうがいい。そのうえで、「今の自分」を基点に、やりたいことや好きなことに力を注いでみる。何がなんでも問題を解決しなければとしゃかりきにならず、無理そうだと思ったらヒョイッと逃げてみる。すると、案外、違う道が開けてくるかもしれない。

ヒョイヒョイ逃げて、スイスイ泳ぐ。オヒョイさんから、おしゃれな生き方を教えてもらった。

らくちん改造法

永六輔《えいろくすけ》さんによく言われる。

「カマタは、カニもむけない。生卵も割れない。ミカンの皮もむけない」

どうしようもない無精である。自覚している。こんな無精なぼくでも、どうやって暮らしのなかに運動を取り入れるかということは、よく考えている。

一番いいのは、好きなことをすること。ぼくはテニスも好きだが、なんといってもても楽しいのはスキーだ。毎年、シーズンになると、ちょっとした時間を見つけては地元・長野のスキー場に出かける。新雪の急斜面を一気に滑り降りるのは、なんとも言えない快感だ。こういう快感は、クセになる。年配者はあまり近づかない、奥志賀高原にある熊落としの深雪コース。熊も転がってしまうと言われるあの急斜面だって、風のように……とはいかないものの、オジサンにしては颯爽《さっそう》と滑り降りていた。

やすみやすみの行動変容

ところが、である。二〇〇九年の暮れ、初滑りに行って愕然《がくぜん》とした。いつもなら、初日から「板に乗る」という感覚をつかめるのに、なかなかそうなれないのだ。

年かなあ、と思った。それに、年末はおつき合いの外食と執筆が続き、運動不足で筋力が落ちていた。ちょうど週刊ポストで「ジタバタしない　食《く》う・見《み》る・浸《ひた》る――いのちの洗濯」という連載もはじまり、講演などで出かけるたびB級グルメを食べ歩いていた。

体重も増えた。言いたくないが八十キロ！

これが人間。わかっていながら、くじけてしまう。みんな同じ。

ぼくのベスト体重は、七十三～七十四キロ。これだとBMI*が二十五前後で、ちょうど「ちょい太《ふと》」になる。ちょい太が実は健康にいい体型だというのを、以前、『ちょい太で　だいじょうぶ』という本にまとめた。でも、八十キロではBMI二十七を超え、「おお太」になってしまう。

ちょっとあせった。このままでは、大好きなスキーが楽しめない。

ぷよぷよ度を増したおなかをさすりながら、二年前の冬を思い出した。還暦祝いに、自分へのごほうびのつもりで、初めて海外にスキーをしに行ったのである。マッターホルンを見ながら、スイスからイタリアへと、一日約六十キロを滑った。ハードで楽しい、最高の体験だった。あの至福の時をもう一度、いや、まだまだこれから何度だって味わいたい……。

＊肥満度を表すボディマス指数。世界保健機関ではＢＭＩ二十五以上を「標準以上」、三十以上を「肥満」としている。日本肥満学会ではＢＭＩ二十二を「標準」、二十五以上を「肥満」としている。

楽しい目標をつくろう

スキー初滑りで愕然とした日から、ぼくは運動を心がけるようにした。深雪を滑ることのできる体力を維持したい。何度も何度も自分に言い聞かせた。

といっても、仕事が忙しく、運動のためにわざわざ時間を割けない。できるだけ効率のいい運動が必要だ。

そこで、このところサボっていた「インターバル速歩」を再開した。鎌田流に、お手軽にアレンジしてある。人にもすすめている歩行法で、早歩きとゆっくり歩きを三十メートルずつ交互に繰り返すというもの。早歩きのときは、無酸素運動に近い感じで全力で歩き、筋力強化をはかる。深呼吸しながら行うゆっくり歩きは、有酸素運動。脂肪を燃焼し、心肺機能を高め、動脈硬化の予防も期待できる。これを毎朝、十分ほど続けた。

下肢の深部筋肉を鍛えるために、スクワットもする。肩幅に足を開き、手を頭の後ろで組んで大きく呼吸しながら、ゆっくり腰を下ろしていく。膝と股関節が直角になる直前でストップし、腹筋に力を入れて、そのまま十秒。それから、ゆっくり腰を上げていき、完全に立ち上がる途中でまた動きを止め、腹筋に力を入れて十秒。

この「鎌田流がんばらないスクワット」なら、筋肉にしっかり負荷がかかるので、二～四回でＯＫだ。ふつうのスクワットのように、膝関節を痛める心配もない。

年をとってからも社会活動を続けている人には、下肢の深部筋肉を鍛えている人が多い。女優の森光子さんが毎日スクワットをしていたのは有名な話だ。黒柳徹子さんもやっていると、本人から聞いた。プロスキーヤーの三浦敬三さんは、九十九歳のときにヨーロッパの氷河を滑った。スキーの動作は、スクワットのスタイルに似ている。お尻や太腿《ふともも》の深部筋肉の強化につながっているのだ。ぼくがインターバル速歩とがんばらないスクワットを続けているのも、スキーの快感を味わいたいから。好きなことのためなら、無精者だってやる気になるのだ。モチベーションがぐんとアップする。

もちろん、相変わらず、おいしいものの誘惑には弱い。運動をサボってしまうことも、よくある。でも、だいじょうぶ。「くじける」のを、あらかじめぼくは読んでいる。自分の性格は、よくわかっている。織り込みずみ。くずれたら立て直せばいい、と、初めから思っている。帳ジリを合わせればいいのだ。おいしいものを食べすぎても怖くない。帳ジリ、帳ジリ、と自分に言い聞かせている。

真っ白な雪の上を、風を切って滑る喜び。これがあるから、ぼくは続けられる。くじけても、またはじめられる。

がんや心臓病になりにくい性格があった

心臓病になりやすい性格があるのではないか。そう考えたサンフランシスコの心臓病医たちが、一九六〇年代の初めから十年間にわたり、大手企業に勤める約三千五百人を対象に継続調査を行った。

その結果、「タイプA」の人は、心筋梗塞や狭心症などの虚血性心疾患《きょけつせいしんしっかん》になる確率が「タイプB」のほぼ三倍だった。高血圧や高脂血症、糖尿病などの徴候が見られず、ヘビースモーカーでない場合でも、心臓病になったり心臓発作を起こすリスクが高かったという。

競争心の激しい人、周囲に合わせすぎる人は要注意

タイプAとは、いったいどういうパーソナリティなのか。

調査を行った医師たちの著書『タイプA　性格と心臓病』によると、競争心が非常に強く、せっかち。できるだけ短い時間にできるだけ多くのことを成し遂げて、周囲から高く評価されたいと思うので、いつも時間に追い立てられているような切迫感をもっている。イライラしやすく、人に対しても攻撃的になりがちだ。

がんになりやすい性格もあるらしい。「タイプC」と言う。

一九七九年、カリフォルニア大学の心理学者テモショックが、メラノーマ（悪性黒色腫という皮膚がんの一種）の患者に、ある種の性格や行動パターンの人が圧倒的に多いことに気づく。それをタイプCと名づけて、がんと性格の研究をはじめた。

テモショックらの著書『がん性格――タイプC症候群』には、がんの発生や進行に、その人のパーソナリティがいかに影響を及ぼしているかが書かれている。

タイプCは、人にはやさしいが自己犠牲的。人に好かれるには、相手に合わせなければならないという思い込みが強く、自分の要求を抑圧してしまいがちだ。

また、怒りや悲しみや不安といったネガティブな感情を出すと人に嫌われると思い、怒るべきシチュエーションでも表に出せない。心のなかに怒りや悲しみが満ちていることに、本人さえ気づかずにいることもある。

タイプＣ的な行動パターンを変えれば免疫機能が上がり、がんに対する防御力や回復力も高まる、とテモショックは主張する。思いきった発想だと思う。

もちろん、そんなに簡単に人間を線引きできるわけがない。でも、鬱々《うつうつ》とがまんしていないで、うまく感情を表現していくことができれば、少なくともストレスをため込まずにすむ。健康にとって有意義なのは確かだろう。

人間の「タイプ」は変えられる

タイプＡとタイプＣの間に、「タイプＢ」がある。自分の気持ちをちゃんと相手に伝え、怒りなどのネガティブな感情も適切に表現することができるタイプだ。他人の要求も自分の要求も大切に考え、バランスよく対処していける。タイプＡが緊張型なのに対して、タイプＢはリラックス上手である。

とはいえ、誰もがこの三つのタイプにピタリと当てはまるわけではない。ＡとＢの間とか、ＢとＣの境界に位置するなど、中間タイプの人も多いだろう。

ここで言う「タイプ」とは、その人がどんな人間かを示すものではなく、どういう対人関係のクセがあるかとか、ストレスにどう対処するかといった「行動パターン」だと考えたほうがいい。この行動パターンは、幼少期、特に親などの養育者によって形づくられ、その後のさまざまな人間関係をとおして強化されていく。

ぼくは、どのタイプだろうか。ある精神科医と対談したときに聞いてみた。

「話し方はゆったりしていらっしゃいますが、仕事の量などを考えると、仕事中毒かもしれません。タイプA寄りのBでしょうか。ただ、一人の人間のなかにはいろんな要素がありますから、あまり類型化して考えるのもどうかと思います」

うまく逃げられた。

でも、そのとおりかもしれない。ぼく自身も、タイプAに近いタイプBか、タイプBに近いタイプAだと自己分析している。ただ、自分はどのタイプだと一喜一憂しても意味がない。重要なのは、タイプは固定したものではなく、変えられるということなのだ。

行動パターンを変えれば性格が変わる

ぼくらは、性格は変わらないと思ってしまいがちだ。しかし、パーソナリティには、生まれつきの「気質」と、それを土台にして、その後環境などによってつくられる「性格」とがある。気質はあまり変化しないが、性格のほうは意識的に行動パターンを変えていけば変わっていく可能性がある。

行動パターンを変えるには、まず自分の考え方や行動にどういうクセがあるかを客観的に知ることが大切だ。自分の行動パターンがわかれば、軌道修正しやすくなる。タイプA、B、Cという分け方にこだわる必要はないけれど、自分自身を客観視するときの指標になる。

自分がタイプCに近いと思った人は、ちょっとだけ意識して、言いたいことを言うようにしてみるといい。自分の存在を横において人に合わせるのではなく、本当の自分はどうしたいのかを考える。相手を大事にしながら、今度は自分も大事にするのだ。おもしろいときに笑い、悲しいときは泣く。理不尽なことをされたら怒り、NOと言いたいときはNOと言う。

タイプCの人が、タイプAの激しいスタイルになるのは難しい。タイプCとBの境目ぐらいを目指せばいいのだ。これなら、誰でもできる。

怒っても、NOと言っても、人間関係は壊れない。それで壊れるようなら、しょせんそれだけの関係だったということだ。お互いが自分の気持ちをきちんと伝え合えてこそ、関係は深まっていくものだし、つき合っていて心地いい。

つい相手に合わせてしまう行動の背後には、自信のなさがある。自分のいい点にもっとスポットを当て、ちゃんと評価してあげることも大事だと思う。

自分がタイプAだと思う人は、しゃべり方や歩き方のスピードをちょっとゆるめてみよう。ときどき深呼吸をするのも、いいかもしれない。もちろん、そういうことをしたからといって、心筋梗塞や脳卒中を必ず予防できるというわけではないが、生き方に余裕ができるかもしれない。

AとBの中間にいるぼくも、もうちょっとゆっくり物事を計画する意識が必要かなと思う。どんなに忙しくても、ゆっくり話し、ゆっくり歩き、ゆっくり食べる。

行動パターンを変えれば、変わりにくいと思っていた性格だって変わっていく。それを続けていれば、生き方だって変えていくことができるだろう。

ながら健康法でだいじょうぶ

運動不足の生活をしている人は、たいてい体を動かすことが嫌いだ。そういう人が行動変容を起こすには、どうしたらいいのか。

理論が行動変容を支える

運動の重要性と必要性をよく研究して、自分自身を納得させられる正しい理論武装をするのも、一つの手だ。

「仕事だけでこんなに疲れ果ててるんだから、運動なんかする気になれないよ」
「忙しくて、そんな時間はとれない」
「ちょっとぐらい運動したって、たいして変わりゃしないよ」
などと、自分に対してうまい言い訳を考える、心のなかの悪魔と闘うための武装である。

適度な運動が、糖尿病や高血圧症、高脂血症といった生活習慣病を防ぎ、心臓病や脳梗塞などのリスクを下げるのは、広く知られている。でも、がんを予防する効果もあると言ったら、まだ驚く人が多いだろう。

日本人の死亡原因の第一位は、一九八一年からずっとがんである。部位別に見ると、患者数、死亡者数とも、近年まで目立って多かったのが、胃がん。また、食生活の欧米化に伴って、この二十年で死亡者数が二倍に増え、女性ではがんによる死因のトップに躍り出たのが、大腸がんだ。

大腸がんに関する疫学調査で、適度な運動ががんになるリスクを低下させることがわかっている。また、運動習慣のある人とない人では、ある人のほうが胃がんにかかる人が少ないという調査結果も報告されている。こういうことを知っておけば、だから運動は大切なのだ、と自分を納得させることができる。

もちろん、理論武装だけでは心もとない。持続させるためには、遊び心がけっこう大事なんじゃないかと思う。

なんでもおもしろがれ

一年半ほど前、ダイエット特集の本に載せる原稿を書いてほしいと、ある出版社から依頼が来た。ぼくは、そこに「鎌田流がんばらないスクワット」を紹介した。掲載本が送られてきて、妻のサトさんに叱られた。

当時、「やきとりじいさん体操」というのが流行《はや》っていた。You Tubeで五十万アクセス以上の反響を呼び、DVD化されたりもした。この体操がメインの本だったのだ。妻のサトさんは、やきとりじいさん体操というヘンテコリンな体操本のなかに、鎌田流がんばらないスクワットが紹介されると、ぼくのスクワットまで一時的な流行りものととらえられてしまう、と心配したのである。

ぼくは刺身のツマ。うまく利用されてしまった。でも、おもしろいから許す。福島市のやきとりキャンペーンソングだという歌に合わせて、くねくねパタパタ体を動かす。動きが滑稽で思わず笑っちゃうし、歌詞もなかなか味わい深い。

確かに、やきとりじいさん体操が十年後も生き残っているかというと疑問である。しかし、ぼくはけっこう、この手の遊び心のあるものが好き。やわらか頭で受け止めて、思いっきり楽しんじゃえばいいと思う。

不景気で社会が暗くなっているとき、やきとりじいさん体操みたいなものは、心に余裕がないとなかなかできない。この体操を朝やってから会社に行けば、体だけでなく、心のウォーミングアップにもなるような気がする。

本書の校正をしているときには、やきとりじいさん体操はマスコミの舞台から、きれいさっぱりと消えてしまっていた。でも、これからがおもしろいステージなのだ。十年後もやり続けている人がいたら、ある種の天才。やきとりじいさん体操をやって仕事に出かける人は、会社でどんなにイヤなことがあっても生き抜けそうだ。くだらないものも、やり続けていると、いつか、くだらなくなくなるときがくる。

やきとりじいさん体操のちょっと前には、「コアリズム」というラテンダンスをベースにしたエクササイズが女性たちの間で話題になった。その前は、米軍の新兵向け基礎訓練風の「ビリーズブートキャンプ」が大人気だった。ブームにのってビデオやDVDを買ってはみたものの、三日坊主で終わってしまった……と、自分の意志の弱さを嘆いていた人が、ぼくのまわりにもたくさんいた。

でも、三日坊主だっていいじゃないか。自慢じゃないが、ぼくも三日坊主は得意だった。体にいいからと何かはじめても、忙しかったり、疲れていたり、気がのらなかったりして、三日どころか、その日だけで終わってしまうこともしょっちゅう。

ああ、なんたる意志薄弱、と落ち込んだこともあったが、あるときから、こう考えるようにした。やってみる前から、「どうせ続かないし」なんて思って、変われるかもしれないチャンスを見過ごすより、たった一日だけだって、やらないよりはやったほうがいい。三日続けば、もうけもの！

そうして興味をもったことにはなんでもトライし、自分の体力や生活スタイルに合うようアレンジしたりしているうちに、「鎌田流インターバル速歩」や、がんばらないスクワットが誕生。気がつけば、三日坊主を卒業していた。

行動変容を起こしたいなら、堅苦しく考えないことだ。おもしろそう、やってみよう、と思うことが第一歩なのである。

「ながら」運動のススメ

もう一つ、おすすめなのが、日常の基本行動のなかにエクササイズの要素を取り入れる「ながら」運動だ。

さあ運動しなきゃ、と思うから、おっくうになる。わざわざ運動する時間をつくろうと考えるから、忙しくなるとできなくなる。運動プログラムに沿って、毎日三十分歩かなければならないなんて決めるから、多くの人が挫折することになる。

信州では冬になると、寒さや道の凍結で、歩くのが難しくなる。意志の強い人でも、次第に無理が生じる。いつの間にか、歩かない理由ができ上がってしまう。だから、「ながら」がいいのだ。工夫次第では、毎日の家事だって立派なエクササイズになる。

たとえば洗濯物を干すとき、シャツなどの肩口を両手で持って、腕を伸ばしたまま体の右脇へもっていき、腰をひねった状態でパンパンパンッ。次は左側でパンパンパンッと振る。それから干せば、洗濯じわが取れるうえ、ウエストだって絞れる。シャンプーをするとき、胸をぐっと張り、なるべく肘が頭の横にくるように高く上げたままで洗えば、二の腕が引き締まるし、肩凝りもらくになる。

そんな具合に、掃除をしながら、料理をしながら、仕事をしながら、日常のなかに何か運動を取り入れられないか、想像力を羽ばたかせてみてはどうだろう。

買い物に行くとき、鎌田流インターバル速歩をしてみるのもいい。外出先のエレベーターのなかで、ほかに誰もいなければスクワットをしてみてもいい。仕事中に眠くなったら、椅子に座ったまま両足を床からちょっと浮かせて三十秒キープ。これで腹筋が鍛えられ、眠気も覚める。

さらに、ゲーム的要素をプラスすれば、おもしろくなって続けられる確率が上がる。駅では絶対に階段を使うと友達に宣言し、エスカレーターに乗ってしまったらランチをごちそうする、なんていうのもいいかもしれない。

運動のチャンスは、日々の生活のなかにけっこうたくさんある。大事なのは、楽しむことと想像力なのだ。

第3章

明確な目標があれば
人は変われる

徒競走はビリでもエベレストは登れた

ネパール語では、「世界の頂上」を意味するサガルマータ。チベット語なら、「大地の母神」という意味のチョモランマ。そして、最も広く知られている名は、エベレスト。標高八千八百四十八メートルの頂に立ったとき、彼女は三十五歳だった。一九七五年。女性では世界初の快挙である。

その後も、アフリカのキリマンジャロ、南米のアコンカグア、北米のマッキンリー、南極のビンソンマシフ……と、次々に登頂。九二年、五十三歳で、女性初の七大陸最高峰登頂者となった。

田部井《たべい》淳子《じゅんこ》さん、七十一歳。どんな屈強な体つきの人かと思いきや、意外なほど小柄だった。身長百五十二センチ、体重五十キロ弱。肺活量も平均より少ないという。

でも、わざわざエベレストなんて山に挑もうとする人は、孤高のトンガリがあるに違いない。ぼくは、そう勝手に思い込んでいた。

実際は違った。世界的アルピニストというより、人懐こい笑顔の、ごくふつうのおしゃべり好きなニコニコおばさんって感じだった。田部井さん、ゴメン。

話をしている間に、このギャップがすごいことなんだと気がついた。間違いなく、誰にも負けない強さをもっているが、それは彼女の奥にしまわれている。芯の強さを、やわらかな空気が包み込んでいる。絶妙なバランスだと思った。

ゆっくりでも歩き続ければ頂上に立てる

エベレスト登頂のニュースが流れたとき、子供時代の田部井さんを知る人は、みんな驚いたという。体が弱くて、よく学校を休む少女だった。運動も大の苦手。六年生になっても、クラスで一人だけ逆上がりができず、跳び箱の最下段が跳べなかった。運動会の徒競走も球技も、苦痛でしかなかった。

そんな彼女が、小学四年生で山と出会う。担任の先生に連れられ、夏休みに那須連峰の主峰、標高千九百メートルほどの茶臼岳《ちゃうすだけ》を登りきった。

「山登りは、ヨーイドンで人と競走するんじゃない。どんなにゆっくりでも、自分が一歩ずつ歩いていけば頂上に立てる。それが、うれしかった。自信ももてるようになりました」

このとき味わった喜びと達成感、自然と直に触れ合って得た感動が、登山人生の第一歩になったという。その後、ひとまわり以上年の離れたお兄さんに頼んで、家の近くの安達太良山《あだたらやま》や磐梯山《ばんだいさん》に連れていってもらうようになる。

大学時代にも、山に救われた。

東京に憧れて福島から上京。大学の寮で共同生活をはじめるが、都会のテンポについていけない。訛を気にしていたこともあり、いつもおどおどしていた。周囲に気をつかって八方美人になり、自分を主張できなかった。その影響が体に表れた。夜眠れない。食べられない……。神経性胃炎と診断された。

そんなとき、大学の友達に誘われて、奥多摩の御岳山《みたけさん》にハイキングに出かけた。山の空気を吸い、土や緑のにおいをかいでいると、心安らいだ。都会での生活になじめず抱いていた敗北感のようなものが、次第に薄れていった。

そこで、彼女は気づく。頭デッカチになってあれこれ悩んでいるよりも、自分の足で歩き出したほうがいい、と。山肌を足の裏に感じながら、ひたすら歩いていると、「自分は今、大好きな山に登っているんだ」という喜びがわいた。足元の崖の高さにゾッとすることさえ、生きている実感につながった。

社会人になると、いっそう山にのめり込んでいく。雑誌で見つけた山岳会に入会し、本格的な岩登りや冬山登山もはじめた。毎週、土曜日には、登山用具をもって出社。上野発二十二時台の鈍行列車で、雨の日も雪の日も谷川岳に向かった。

ロッククライミングで有名な谷川岳には、長く急峻《きゆうしゆん》な岩場と、たくさんの登山ルートがある。一度登ると、また別のルートで登りたくなった。そうして次々に登っていくうちに、技術が身につき、体が鍛えられた。

不思議なもので、やりたいことがあると、時間の使い方もうまくなる。毎週末の山通いをはじめてから、前より仕事を早く正確にこなせるようになった。クヨクヨしがちだった性格も変わっていったという。

できない理由を並べず、どうすればできるかを考える

「女だけでヒマラヤに登りたい」

そんな想いをともにする仲間四人で「女子登攀《とうはん》クラブ」を設立したのは、一九六九年のこと。まだ本格的な登山をする女性が少ない時代、女だけで海外の

高峰を目指すのは大きなチャレンジだった。

七〇年に、女九人でネパールのアンナプルナⅢ峰、七千五百五十五メートルへ。これが最初の海外遠征だった。次なる目標である八千メートル峰をエベレストに決め、ネパール政府に申請すると、一年半後、返事が届いた。七五年の春なら登山を許可するという。

メンバーを集めるとき、「一緒にエベレストへ行きませんか」と呼びかけると、みんな顔を輝かせた。しかし、次の瞬間、目を伏せる。仕事が、家庭が、子供が……。体力が、技術が、お金が……。できない理由を並べて、去っていく人が多かった。

ひるむのも無理はない。それまでに六カ国の登山隊がエベレスト登頂に成功していたが、すべて男性のパーティだ。屈強な山男たちでさえ失敗し、数多くの命が失われてきた。七〇年に日本人初登頂を果たした植村直己《うえむらなおみ》さんらの登山隊も、隊員一名、シェルパやポーター七名という犠牲者を出していた。

さらに、海外遠征をするには、山に登る以前に、いくつもの問題を乗り越えなければならない。数カ月も日本を離れている間、仕事や家庭はどうするか。何より、入山料や渡航費、滞在費、シェルパを雇う人件費、食料や装備代など、莫大《ばくだい》な費用がかかる。遠征隊十五人として、ギリギリまで切り詰めても四千三百万円。七二年当時の大卒の初任給は、五万円に満たない。エベレストを目指すのは、準備段階からすでに、とてつもない難ルートだった。

しかし、田部井さんは、「だから、できない」とは思わなかった。「じゃあ、どうすれば実現できるか」と考え、とにかく一歩を踏み出していく。

遠征費用については、スポンサーを探すことにした。二人一組で企業まわりをはじめたが、オイルショック後の不景気もあり、どこも冷ややか。

「女だけでエベレスト⁉　本当に登れると思ってるんですか？」

「山登りより、しっかり家庭を守って、子供さんを育てなさいよ」

辛辣《しんらつ》な言葉を投げつけられた。それでもあきらめず、企業まわりを続けていたら、読売新聞と日本テレビが千五百万円の援助を申し出てくれた。個人負担は、一人あたり百五十万円。田部井さんは、十年勤めた会社を辞めた退職金と、生活を切り詰め捻出したお金で、それをまかなった。

ようやく現地にたどり着いてからは、山の過酷さが待っていた。酸素の薄い高地に体を慣らさなければならない。日中は火ぶくれができるほど強烈な日差しが照りつけ、夜はマイナス三十度近くまで冷え込んだ。狭いキャンプでの集団生活は、精神的にもきつい。ちょっとしたことでいら立ち、いさかいに発展することも少なくない。

最大のピンチは、標高六千四百メートルの第二キャンプで訪れた。深夜、突然の轟音《ごうおん》で目覚めた次の瞬間、テントが雪崩《なだれ》にのみ込まれてしまったのだ。意識を失う寸前に頭に浮かんだのは、おままごとをして遊ぶ娘の姿だった。夫と、三歳になったばかりの長女を日本に残してきていた。

数メートルの差で難を逃れたシェルパたちに、雪の中から救出された。四、五分遅かったら窒息死《ちっそくし》しているところだったという。幸い、全員無事で、骨折した者もいない。打ち身で体を動かせない田部井さんが、最も重症だった。

千五十メートル下のベースキャンプにいる隊長は、「下りろ」と命じた。副隊長で登攀隊長でもある田部井さんは、このまま登るべきだと主張した。雪崩で死にかけたのだから、萎縮《いしゅく》してしまって当然だ。それを、「登る」と主張したのはなぜか。

「下りるほうが危険だと判断したんです。みんな雪崩のショックで興奮状態だった。途中には、巨大なアイスフォールがある。今の状態で、氷の滝のような壁を下りるほうがリスキーだと思ったんです」

登るより下りるほうが危険。素人にはわかりにくいが、これが登山家の現場感覚なのだ。実際に、エベレストでの遭難の多くは、下りで起こっている。

ケガの状態についても、彼女は冷静に見極めていた。自身の体をチェックして、今は痛いが、何日か休めば必ず動けるようになると確信。自分が一番重症なら、症状が軽くて若いほかの隊員はだいじょうぶ、登れると判断したという。

この冷静沈着な判断が、女性初のエベレスト登頂成功という結果につながっていく。人生には大事な「一瞬」というのが、間違いなくある。彼女の一瞬は、このときだったかもしれない。

雪崩から六日後、登山を再開。五月十六日、十二時三十分、田部井淳子は、とうとう世界のてっぺんに立った。

いくつになってもチャレンジはできる

田部井さんのホームページをのぞくと、これまでに登った山が世界地図の上にマッピングされている。なんと七十数カ国、百五十峰を超える。地球の上を這《は》うシャクトリムシのように、全部、自分の足で一歩一歩登ったのだと思うと、なんだかちょっと笑ってしまう。「一歩の力」はすごいなあと思う。

山に登ることで、彼女は変わった。いつ何があっても後悔しないよう、ずっと応援してくれている夫をはじめ、家族や友人に対して、常に「いい言葉」をかけようと心がけている。ありがとう、とか、うれしいな、とか、すてきだね、といった言葉が、自然に口をついて出る。過酷な状況で山の仲間と協力し合った経験が、相手のいいところを見てつき合う大切さを教えてくれた。

ぼくたちはつい、何を言っても、あとで取り返しがつくと思ってしまう。でも、平和な日本で生きているぼくらだって、実は明日をも知れぬ命なのだ。田部井さんのように、いつでも、どこでも、誰に対しても一本勝負をしていけたら、と思う。

生きているからこそ生じる不平不満の垣根も、うんと低くなったという。

「雪崩に遭って死んでいたかもしれない命と思うと、不満なんて言っていられない」

こちらまで楽しくなるようなニコニコ笑顔で、そう話す。

生きていることに感謝できると、一度きりの人生を楽しめるようになる。還暦を過ぎてから、シャンソンを習いはじめた。「怖いもの知らずの女たち〜一度は歌ってみたかった」と題して、山の仲間たちとコンサートも開いた。

衣装選びのポイントは、「あけて、透けて、光る」。胸元の大きくあいたピカピカでスケスケのドレスを堂々と着て歌う。

六十七歳のとき、乳がんが見つかった。「ああ、きたな。きたものは取らなきゃ」と、すぐ手術をした。退院して一週間後には、まだ抜糸もしていないのに、バルト三国の山に登っていたという。

今のところ、経過は良好。できるだけ長く山に登りたいから、カルシウムの多い小魚や牛乳を毎日たっぷりとっている。足腰を鍛えるため、朝起きるとスクワットを欠かさない。テレビを見ながら、電車のつり革につかまりながら、つま先立ちをする。

登山とシャンソン以外にも、やりたいことがまだまだいっぱいあると笑う。とにかく好奇心旺盛で、前向きなのだ。

新しいことにチャレンジしようとする者に対して、何かにつけ非常識だと後ろ指を指す世間に負けず、田部井さんは世界じゅうの山に登り続けてきた。そのしなやかで強靭《きょうじん》な心と体で、人間を萎縮させる「老い」や「病」というアイスフォールも、軽やかに乗り越えていくのだろう。

ごほうびのニンジンを用意する

健康は大切なものである。誰だって、健康でありたいと願っている。だが、健康のためだけに自分の行動や生き方を変えられる人は、実は少ないのではないか。たとえば糖尿病の治療では、薬だけでなく、食餌《しょくじ》療法や運動療法にしっかり取り組めるかどうかが決め手になる。しかし、これが難しい。体に悪いとわかっちゃいるけどやめられない、体にいいことを続けられないという患者さんが多いのだ。おいしいものや好きなものを食べたい、面倒くさい、らくをしたいといった誘惑に負けてしまう。それが人間というものなのだろう。

そんな患者さんの意識をいかに変え、どうしたら行動変容を起こしてもらえるか。ぼくは、一人ひとりの性格や好み、生活スタイル、家庭環境や仕事の状況、経済力など、さまざまなことを考慮に入れながら、その人が取り入れやすい方法を一緒に考えるように心がけている。

小さな成功を繰り返せ

中規模の精密機械会社の社長が、糖尿病になった。従来手がけていたカメラの部品に加え、最近では自動車の部品などもつくり、会社を徐々に大きくする手腕の持ち主だった。

この社長の場合、糖尿病に関する知識を得てもらうだけで、食餌療法についてはかなり成功した。不景気のせいで会社の経営がピンチに陥ったときなど、お酒の量が増えて、血糖値やヘモグロビンＡ１ｃ値（過去一〜二カ月の平均血糖値を反映する指標）が悪化した時期もある。肝機能も低下した。しかし、その数値を示しながら、これ以上悪化した場合のリスクをよく説明すると、社長は自分できちんとお酒の量をコントロールした。すると、すぐに肝機能がよくなった。血糖値も正常の範囲内で、うまくコントロールできるようになった。

彼は、もともと自分で自分をコントロールする力をもっていたのだと思う。だから、医師が的確な情報を与えると、自分自身で生活の軌道修正をしようとする。ほんの少しアドバイスをするだけで、行動変容につながっていったのである。

しかし、思わぬ「伏兵」がいた。

社長は、食餌療法とともに毎日三十分のウォーキングもはじめたのだが、続いたのは最初の数カ月だけ。いつの間にか歩かなくなってしまった。なぜか。冬になり、路面が凍結して、歩くのが難しくなったのだ。意志の強い社長でも、諏訪盆地の厳しい冬には勝てなかった。

このとき、ぼくは、なんとか彼がウォーキングを続けられる方法はないかと考えた。道の凍結が原因ならば、凍っていないところを歩けばいい。社長のもつ広い工場内を歩いてみてはどうか、と提案した。

社長はすぐに実行した。毎日三回、工場のなかを歩くようになった。カマタの『ちょい太《ふと》でだいじょうぶ』を買ってきて、早歩きとゆっくり歩きを交互に繰り返す「鎌田流インターバル速歩」を取り入れた。筋力アップと有酸素運動を効率よく行う運動を続けた。ウォーキングの合間に、膝の悪い人でもできる「鎌田流がんばらないスクワット」もやりはじめた。

効果はデータに表れた。血糖値やヘモグロビンA1c値が少しずつ改善していったのである。

運動を続けていくには、こういうごほうびが大事なのだ。「いい結果」というごほうびが、やる気につながり、ますます行動を強化していく。

「生きがい連結法」で、やる気もりもり

社長にとって、もう一つ大きなごほうびがあった。工場内を歩くことで、社員とのコミュニケーションがよくなったのである。

毎日、工場にやってきて、「ご苦労さん」と声をかける社長は、社員たちにとって、いい意味の刺激になった。次第に、社長と社員との意思の疎通がよくなり、会社全体の士気が高まっていった。こういう会社は、不況にも強い。

さらに、社長自身が糖尿病を改善するために自分の生活を日々コントロールしている姿を見せることで、社員たちの健康への関心も高まったという。

行動変容を成功させるには、できるだけ多くのごほうびがあることが大事だ。

たとえば、行動の継続を促進させるマネジメント技法の一つである「自己報酬」というのを取り入れてみてもいいだろう。最初から大きな目標を掲げるのではなく、小さな目標をいくつも設定し、それが達成できたら自分に何かプレゼン

トしたり、その日は好きなものを食べていいことにしたり。ステップごとに、自分で自分にごほうびをあげる方法だ。こういうテクニックを使って、やる気を持続させるのである。

馬の鼻先のニンジンみたいだが、こうしてしばらく続けることができれば、必ず結果が表れる。この社長がそうだったように、「いい結果」が、また新しいニンジンになる。

もう一つ、彼のエピソードから学べることがある。自分にとって重要なことや生きがいにしていることと、運動や食事管理といった行動を関連づけられれば、さらにやる気が引き出されるということだ。これは、「生きがい連結法」と呼ばれるもの。この社長の場合、ウォーキングは彼の生きがいにバッチリ結びついたのである。

初めは健康のためだった工場内ウォーキングが、社員との関係づくりに結びつき、ひいては会社経営にもいい影響を及ぼしていった。人生をかけて会社を大きくしてきた社長にとって、これは最大のごほうびではないだろうか。

「健康になる」という結果だけでは、人間という欲深い生き物は、どうも物足りない気がするらしい。「仕事までうまくいった」とか、「恋が実った」とか、「記録をつくれた」というような、もう一つの成果が、行動変容を成功させる大きなカギになるのだ。

性格別・メタボ脱出法

前項で、糖尿病治療の一環として社内ウォーキングをしている精密機械会社社長の話を書いた。彼には三人の息子がいる。長男と三男も、糖尿病だった。三男の糖尿病は重かった。病状についてしっかり認識し、糖尿病という病気の怖さと血糖コントロールの方法を知ってもらうため、教育入院を行った。栄養士が計算してつくったカロリー制限食を実際に食べてもらいながら、ていねいに食餌療法の指導をした。

彼は、父親に似て意志が強い。カロリー計算の仕方もすぐに理解し、勇んで食餌療法に取り組んだ。しかし、半年も続かなかった。

三男は、父親の会社で営業を担当していた。接待のために飲む機会が多かった。本人も酒が好きで強かった。カロリー制限をしなければならないのはよくわかっていたが、仕事上、カロリーをコントロールすることができなかったのである。

こういうときに患者さんを責め、カロリー制限をするようさらに努力させても、結局は長続きしないことが多い。この方法は彼のライフスタイルに合わないのだから、発想を転換する必要がある。できるだけ本人に負担のない形で、受け入れやすく続けやすい方法を考えることが重要なのだ。

ぼくは、彼に糖質制限食をすすめた。糖質、つまりパンやごはんなど、炭水化物を制限する方法である。

ちなみに、ぼくも、ぜいたくな食事が続いて体重が増えたときには、一週間ほど糖質制限をする。もちろん、糖を完全に絶つことはできないから、血糖値の上昇が遅い「低GI食品」を食べる。白米より玄米、うどんよりそば、白い小麦粉より全粒粉のパンがいい。すると、体重が三キロぐらいは落ちる。

ぼく自身は糖尿病ではないが、幼いころ生き別れた実の父が重い糖尿病だったと聞いた。糖尿病を発症しやすい遺伝子をもつ可能性が高いので、発病しないよう、食事と運動には注意している。

自分スタイルを見つければ生活習慣は変えられる

アメリカで一時、低炭水化物ダイエットがブームになり、日本でも話題になった。考案者であるロバート・アトキンス博士の提唱した方法は、極端すぎて安全性が問題になったが、日々の食事のなかで炭水化物を少し減らすのはおすすめだ。肥満予防だけでなく、糖尿病にも効果があることがわかってきている。

糖質制限では、日本酒やビール、ワインのような醸造酒は禁じられるが、焼酎やウォッカなどの蒸留酒なら制限の対象ではない。肉や魚も食べていい。フレンチやイタリアンのフルコースだって、パンやパスタに手をつけず、スイーツを残せば、ほぼＯＫだ。

この方法は、接待で外食が多く、お酒もつき合わなければならない三男にぴったりはまった。酒の席でも、種類を選べば飲むことができる。食事も、糖質さえ気をつければ、おいしいものをがまんせずにすむ。

糖尿病のコントロールが一気に進んだ。ところが……。

ある日、東京の人間ドックで検査を受けた彼は、ドック医から、糖尿病の糖質制限食は学会で認められていない、危険だ、と言われ、動揺した。その結果、カロリー制限食か糖質制限食か迷い、どっちつかずになった。一番よくないのは、「フルコースでもＯＫ」という、糖質制限法の耳に心地よいところだけが頭に残り、パンやライスまでしっかり食べるようになったこと。糖質は制限できず、カロリーもオーバーしてしまった。

こういう人はけっこういる。「食べたい、飲みたい」という誘惑に負けて、都合よく理論を解釈し、もとの生活に戻ってしまうのだ。

三男も、一度はよくなった糖尿病が、急激に悪化してしまった。もう一度、基本的な理論を理解してもらう必要があると思った。

諏訪中央病院では月に一度、患者さんや一般の人を対象に、講師を呼んで健康について話してもらう「ほろ酔い勉強会」を開いている。そこに外部講師として、糖質制限食を推奨してきた高雄《たかお》病院理事長の江部康二《えべこうじ》先生を招くことにした。諏訪中央病院でも、漢方を専門とする東洋医学センターの長坂和彦医師が糖質制限食を取り入れていたが、外部の人の話を聞くことが刺激になって行動変容が起こることもある。

勉強会を機に、三男は変わった。我流を捨て、基本的な理論に立ち返った。あれから二年たつが、今も糖質制限で糖尿病をうまくコントロールしている。

兄弟でも違う糖尿病との闘い方

糖質制限食は、すべての糖尿病患者に有効というわけではない。カロリー制限がうまくいかないとき試す価値はあるが、落とし穴もある。

三男や父親と比べると、長男の糖尿病はずっと軽かった。しかし彼は、人はいいのだが、意志が少し弱いところがあり、ストレス解消のため食べてしまうということを繰り返していた。

ヘモグロビンA1cを五・八%未満にコントロールしたいところ、六・六〜六・七を行ったり来たり。グッドコントロールとまでいかない。まああの状態がずっと続いていた。運動が嫌いというのも、その一因と思われた。

三男が糖質制限で成功したのを知り、長男も糖質制限食に興味をもった。

糖質制限では、衣を食べないようにすれば、てんぷらでもOKである。トンカツも衣をはがし、糖が入っているソースではなく、しょうゆやカラシで食べればだいじょうぶ。一緒に山盛りのキャベツを食べて、ライスに手を出さないようにすればいいのだ。

でも、長男はついつい、ごはんに手を出してしまう。焼肉屋さんでも、肉とスープで終わらず、ビビンパやクッパなどごはんものも頼んでしまう。これがよくない。

長男は、お米が大好き。だから、なかなか誘惑に勝てなかった。一緒に食事をする人がごはんを食べていると、自分もつられて食べてしまうのだ。

こういうタイプも意外に多い。肉や魚をどんなに食べても、ごはんがないと満足できない。おかずをたらふく食べたあと、ちょっとくらいならいいだろうと思ってごはんに手を伸ばす。当然、血糖値が上がってしまう。

定食屋さんに入るなら、ごはんは頼まず、おかずとみそ汁だけ。これが難しい人は、糖質制限ではなく、やはりカロリー制限をしたほうがいいと思う。

長男には、一日千六百キロカロリーに抑えるよう食生活の指導を徹底した。焼肉やトンカツを食べ放題というわけにはいかないが、彼は何より、ごはんが食べられることを喜んだ。一度ごはんを禁止され、食べられないつらさを味わっている。そのため、ごはんが食べられるなら、ほかのものはがまんするという決意ができた。

そういう意味では、糖質制限の失敗もムダにはならなかった。カロリーの範囲内なら甘いものや果物も食べていいという、ちょっとゆとりのあるメニューだったことも、彼を心穏やかにさせた。

その結果、長男のヘモグロビンＡ１ｃ値は六・二〜六・三くらいまで改善した。グッドコントロールまで、あとひと息だ。

行動変容を起こすには、それぞれの生活の仕方、好み、性格などを無視できない。どんなにすばらしい理論も、続けられなければ意味がない。

親子や兄弟でも、同じ方法が有効とは限らない。その人にフィットした方法を発見して初めて、行動変容は成功するのだ。

どんな方法が一番ストレスが少なく、続けられそうか。まず、自分を客観視するところから、はじめてみるといい。

「おトクな結果」を知って人は動く

地域を健康にするために、住民の生活習慣をどう変えたらよいか、ずっと考えてきた。どんなに健康によいことでも、患者さんが実行してくれなければ何もはじまらない。患者さんに、いかに行動変容を起こさせるかが地域医療のカギとなる。

広告の世界でも、行動変容という言葉が使われていることを知った。確かに、商品を買うという行動を起こさせたり、その商品で生活を変えさせたりしている。

話すだけで伝えていない「言葉不全」社会

広告業界のトップクリエイター、山本高史《たかし》さんと対談する機会があった。電通でコピーライターとして活躍し、その後、独立した。ＪＲ東日本の「私はＳｕｉ ｃａと暮らしています」や、トヨタ自動車の「変われるって、ドキドキ」など話題の広告をつくっている。

二〇〇一年に小泉内閣が誕生したときの自民党のテレビＣＭも、山本さんが手がけたそうだ。腕を組んで立っている小泉元首相のおなかに、「変人」という二文字がドカンと入る。それから、「永田町の変人は、世の中ではふつうの人間だ。ならば私は、喜んで永田町の変人であり続けよう」というナレーションが流れる。うまいな、と思った。変人というマイナスイメージの言葉を、見事にプラスへとひっくり返した。

山本さんは、広告という手法で、世の中に刺激を与えていく。いわば、「伝えるプロ」だ。フリーになって立ち上げた会社の名前は、「コトバ」。社名を口にするたび、言葉を大切にしなければ、と意識させられるという。

「言葉には人を動かす力がある。でも、多くの人が言葉の力を信じていないのではないでしょうか」

彼はまず、そう切り出した。

たとえば、政治家は言葉を使う職業のはずなのに、適切な言葉を使って、伝えようとしていない。それどころか失言を繰り返す。そのうちに言葉が空疎化していく。受け手側もまひする。言葉の重みがどんどん失われていく。

政治家だけではない。医療の現場でもそうだ。医師や看護師が言葉をおろそかにしてきたことで、患者の心は傷ついている。日本では、医療技術は高いのに、肝心の患者の満足度は低い。

心と体はつながっている。医療者の無自覚な言葉で希望を失い、病気が悪化してしまう人も少なくない。ぼくはその現状をなんとかしたいと思い、『言葉で治療する』という本を書いた。

山本さんも、言葉が粗末に扱われている現状を憂えているようだ。

「携帯で、メールで、ブログで、電車のなかやビジネスの現場で、みんな本当によくしゃべり、よく書いています。ただ、誰もが言葉を使っているのに、伝えてはいない。伝わったつもりでいるけれど、実は受け手に伝わっていないことが多い。その状態を、ぼくは〝言葉不全〟と呼んでいます」

現代人の多くが言葉不全という病に感染し、コミュニケートしているようでコミュニケーションがとれていない、と彼は言う。なぜ、そうなってしまったのだろう。

「言葉なんて誰にでも使える、と思っているからでしょうね。確かに、誰でも言葉を発することはできる。でも、今、世の中にあふれているのは、相手に届きはしても伝わらない言葉ばかり。伝えるには、技術がいるんです」

「伝える技術」を磨こう

山本さんは、「伝える」と「届く」を使い分けている。「届く」は、単純に「鼓膜や網膜に達すること」。では、彼の考える「伝える」とはどういうことか。『伝える本。』と題した著書のなかで、わかりやすくおもしろく定義しているから、引用させてもらおう。

〈言葉の受け手を楽しませたり、気分よくしたり、元気づけたり、やる気にさせたり、嫌な思いをさせなかったり、自分に好意を持たせたり、チームが一致団結できたり、不用意に第三者を傷つけなかったり、他人を思いやったりしながら、自分の望む方向へ自分の言葉の受け手を動かすということ〉

相手にわかってもらい、さらに行動変容を起こしてもらうには、どんな「伝える技術」が必要なのだろうか。

山本さんは、ベネフィット（利益、恩恵）が大事だという。広告でのベネフィットとは、その商品を買うと「こんないいことがあるよ」ということ。その商品によって便利になったり、幸せになったり、新しい価値観をもてたりすると思えば、人はそれが欲しくなる。

代表作の一つ、「変われるって、ドキドキ」というコピーは、二〇〇〇年にカローラがモデルチェンジしたときのものだ。北野武の口を借りて、「変われるってドキドキするぜ、やってみなよ」というメッセージを送った。

平均年齢六十歳のカローラユーザーを中心とするターゲットは、六〇年代に日本の高度経済成長を一生懸命働いて支えてくれた世代。ベンツやクラウンではなく大衆車に乗り、老後をのんびり暮らせたらいいと考えているようなオジサン、オバサンだという。世紀の変わり目にあって、もう年だから自分は変われないと思い込んでいたり、変わることに臆病になっていたりする人たちに、「まだ変われるよ。しかも、それはドキドキすることだよ」と訴えた。

それが、あの時代に歓迎された。十年後の今、同じことを言ったらどうだろうか。かつてのような評価は、望めないように思う。不安の多い時代、べつに変わらなくていい、安定が一番、となってしまうかもしれない。あの時代だったから、そして、人生の黄昏《たそがれ》に向かいつつある世代に向けてメッセージしたから、成功したのだ。

何をベネフィットと感じるかは、時代によって、地域によって、年齢や性別や置かれている状況によって違ってくる。それを、山本さんは的確に読み取り、ターゲットが心惹《ひ》かれて飛びつきたくなるような言葉で提案する。そうして、自分の望む方向へと相手を動かしていく。

これって、広告業界に限らず、どんな仕事でも大切なことだと思う。いや、親子、夫婦、友人同士、ご近所づき合い……あらゆる人間関係で応用可能だ。

自分の望む方向へ動かす、なんて言うと、うまいこと言って相手を操るみたいに思う人もいるかもしれない。でも、ベースに、相手を尊重する気持ちがあれば問題ない。「伝える技術」を磨いて、自分の気持ちや要望を上手に伝え合い、お互いに少しずつ変わっていってこそ、いい関係を築いていけるのだと、ぼくは思う。

大事なのは相手への想像力

では、相手がベネフィットだと感じることを、どうすれば的確に読み取ることができるのか。どういう表現をすれば、相手の心に伝わっていくのか。この二つの問いに対する山本さんの答えは、同じものだった。
「もし自分だったら、と考えることだと思います」
その人が何を喜び、どういうことを言ってほしいか、相手の立場に立って想像してみる。こう言ったら相手はどう感じるだろうと考え、口にする前に自分の言葉を自分で評価してみる。それが「伝える技術」における最大のポイントだという。

これには、ぼくも大賛成。

ぼくの仕事は、一人の患者さんを診察し、治療と並行して、生活習慣や考え方を変えてもらうように言葉で刺激を与えていくことだ。そのとき、患者さんにベネフィットを示してあげることができれば、行動変容の成功率は高くなる。

患者さんにとってのベネフィットとは、病状が改善していることを示す検査データであったり、症状が軽くなったという患者さん自身の実感だったりする。でも、厳しい状態にある患者さんもいる。目先のベネフィットを示してあげられないことも多い。そんなときは、治療の先にある、その人の夢や目的がかなうように応援している。たとえ病気が治らず、死が避けられないものだとしても、やがて訪れる旅立ちの日までの時間を少しでも心豊かに過ごすことができるよう、お手伝いしている。それが、患者さんにとってのベネフィットになると信じているからだ。

人は、どんな状況に追い詰められても、望む方向に顔を向け、耳をそばだてている。そのときに、その人が本当に聞きたい言葉とは何かを真剣に考え抜くこと。それが「伝える技術」のスタートラインではないだろうか。

運が悪くても変われる

雑誌の対談で、たかの友梨さんにお会いした。百二十四の店舗、千人を超える従業員（二〇〇九年九月現在）を抱えるエステ界のトップランナーである。実は、ぼくと同い年。同じように、本当の親に育ててもらえなかった。似たような境遇だと思っていたが、とんでもなかった。ぼくの何十倍もの困難のなかで、彼女は生きてきた。

心のなかの鬼が生き方を変える

友梨さんの実母は、妻子ある男性と恋愛し、彼女を産んだ。母親が別の男性に嫁ぐことになり、一度は父親の家に引き取られた友梨さんだが、義理の母からいじめられた。ほどなく、養子に出された。

つらい旅のはじまりだ。その養父母は、どうやら養育費目当てだった。ろくにおしめも替えてもらえず、ほうっておかれた。

見るに見かねて、引き取ってくれた女性がいた。お母さんになってくれたその人が、すごかった。

新しい両親のもと、友梨さんは初めて、家庭のぬくもりを知る。二人が実の親じゃないなんて、考えたこともなかった。

でも、幸せは束の間《つかま》だった。五歳のとき、養父がほかの女性との間に子供をつくってしまったのだ。お母さんは自分から身を引き、友梨さんを連れて家を出た。

やがて再婚するが、その家庭もうまくいかなかった。新しいお父さんは、友梨さんに体罰のある教育をした。借金を重ね、あげくに蒸発。お母さんと友梨さん、重い障害のある弟は、住む家さえ失ってしまう。絶望し、電車に身を投げようとした母親の手を、友梨さんが懸命に引いて止めたこともあった。

死の誘惑に打ち勝つと、お母さんは懸命に働いた。旅館で住み込みで仕事をしていたため、友梨さんは親戚の家を転々とする。やっとまた一緒に暮らせるようになったのは、小学校五年生のときだった。

中学生になって、お母さんが生みの母ではないことを人から知らされた。ショックだった。でも同時に、感謝の気持ちでいっぱいになった。縁もゆかりもない自分を引き取って育ててくれた。精神的にも経済的にも追いつめられていくなかで、自分の子ではないからと放り出すこともできたのに、そうしなかった。友梨さんは、その恩を忘れない。

「たかのさんは、とても華のある人ですが、華のなかに鬼がいるように感じます」

ぼくは、彼女の話を聞きながら、わけのわからない感想を述べた。

世の中には美しい人や華のある人はたくさんいるけれど、成功できる人は、心のなかに鬼を飼っているように思う。

鬼がいるなんて言われて、気分を害するだろうか。ちょっと心配になった。でも友梨さんは、ニッコリ笑って言った。

「鬼が、今の自分をつくってくれました」

勉強も仕事も楽しむことが大事

お母さんが旅館で働いていた時期に、彼女をあずかってくれたおばあちゃん

——育ての母の母は、厳しい人だった。「働かざる者、食うべからず」と、家事はもちろん、薪《まき》割りや畑仕事もさせられた。「女に学問はいらない」が口グセで、勉強していると叱られたという。勉強するなと言われた友梨さんは、隠れてでも勉強したくなった。

ぼくもこの気持ち、よくわかる。十八歳のとき、養父・岩次郎に医学部に進学したいと言ったら、「貧乏人は大学なんて行かなくていい」と反対された。なぜ、わかってくれないのかと苦しんだ。泣きながら何度も何度も頼んで、やっと勉強させてもらえるチャンスをもらった。恵まれていたのだ。

友梨さんの場合は、高校進学も断念せざるを得なかった。「女に必要なのは腕」というお母さんのすすめに従い、中学を卒業すると理容学校へ。そして一年後、前橋市内の理容店に住み込み、見習い修業をはじめる。

といっても、勉強をあきらめたわけではなかった。働きながら定時制高校に通い、四年かけて卒業するのである。

雇い主に頼み込んで、夕方に仕事を抜けさせてもらい、自転車で数キロ離れた高校に向かった。夜遅く店に戻ると、タオルの洗濯や鏡磨きに汗を流した。深夜からが、自分の時間。近所の美容院からもらってきた髪の毛や、顔を描いた風船を使って、カットや顔そりの練習に励んだ。ぶきっちょと言われて育ったから、人の二倍も三倍も努力しなければ、と思ったという。

まだ十六、七歳だったのに、すごい。でも、つらかっただろうなあ。思わずそんな感想をもらすと、友梨さんは明るく否定した。

「つらいと思ったことは一度もありません。努力すればしただけ、着実に技術が自分のものになっていく。それがうれしくて、おもしろくて、夢中でしたから。『私は今、こんなにがんばっている』と思うと、つらく感じてしまうけれど、『これができたら次に進める』と思いながら勉強や仕事をすれば楽しい。集中もできる。努力は決して人を裏切らない、たくさん汗を流しただけ人生は豊かになるということを、あのとき実感したんです」

理容師になって四年目に、群馬県の理容コンクールで入賞。もっと上を目指すため東京に行きたい、と考えはじめた。

上京したのは、二十歳のとき。退職金の二万円と、衣類を詰めた小さな柳行李《やなぎごうり》二つだけを手にした旅立ちだった。夜七時まで理容店で働き、八時から十二時までは居酒屋で皿洗い。そのかたわら、通信教育で美容師の資格もとるのだから、彼女のバイタリティには頭が下がる。

爪に火をともすような生活をしながら、百万円を貯めた。そのお金を握りしめ、友梨さんはフランスへ渡る。「パリでエステティックサロンが大流行」という新聞記事を目にし、これだと直感したという。二十四歳だった。

不幸も自分を変える原動力になる

帰国後、パリのサロンで使われていた美顔器をベースにオリジナル製品を開発。通信販売で売りはじめた。これが驚くほど売れ、大手化粧品メーカーにも採用された。

そして、ついに一九七八年、三十歳で東京・新宿区新大久保に第一号サロンをオープン。「たかの友梨ビューティクリニック」の誕生である。

しばらくして、もう二軒、店を増やした。今いるスタッフでていねいないい仕事をするには、三店舗が限度だと思った。ファストフード店のマニュアルなら、すぐに身につくが、エステの技術は時間をかけないとものにできない。だから、それ以上、店舗を増やそうとは思わなかった。

ところが、彼女のなかの鬼が目を覚ます。

友梨さんが一から仕事を教え、のれん分けをした女性がいた。そのパートナーの男性が、「たかの」の名前で百店舗出したいと言ってきた。これはおかしいと思った。

断ると、二人は反旗を翻し、違う名前で自分たちの店を十軒開いた。友梨さんは、その夫婦の店の隣に、自分の店を出した。相手の店は、すぐにつぶれた。

その後、別の人が大阪で同じような動きをした。そこで、大阪にも出店した。三店舗でいいと思っていた彼女のなかで、鬼が動いたのである。

友梨さんは、戦いを挑まれるたびに強くなった。自らを厳しく律し、エステの優れた技術を磨き、王道で堂々と勝負した。その結果、たかの友梨ビューティクリニックの店舗数は、百二十四を数えるまでになった。

「運が悪くてよかった」

と友梨さんは言う。なんと自伝のタイトルも、『運が悪くってよかった！』である。

幼いころから不運がついてまわり、学歴もお金もないマイナスからの出発だった。でも、だからこそ、「失うものはない。前に進むしかない」と思えたという。

友梨さんは、自分にはアレがない、コレもないと数え上げる「自分引き算」をしなかった。ふつうなら嘆くマイナスの状況すら、足し算の発想で、自分のアドバンテージととらえた。不幸のただなかにあるときこそ、成長のチャンスだと考えた。自分のなかの鬼からも目を背けることなく、これもまた自分なのだと受け入れた。

自分のなかに鬼がいることを認めたら、より自由になれたという。「でしゃばりと言われたくない」とか、「女らしいと思われたい」といった、それまで自分を縛っていた想いから徐々に解き放たれていったのである。

「たかの友梨らしさを出していけばいい」

肩の力が抜けたら、素直にそう思えるようになっていた。

「人間万事塞翁《ばんじさいおう》が馬《うま》。不幸は裏返せば、みんなプラスなんですよ。よく、あなたのモチベーションは何かと聞かれますが、そのたびに私は答えるんです。『それはたぶん、不幸です』ってね」

う～ん、不幸か。すごい。

不幸なら自信があるという読者もいるだろう。不幸は、人生を変えてくれる可能性を秘めている。今、不幸でもいいんだ。オセロゲームのようにパタパタッと裏返すことができれば、不幸は全部、プラスになる。

「ダメな子」ほど変わる

日本エステ界のフロンティアとして、最前線で走り続けてきた、たかの友梨。その経営者としての手腕は、すごい。

松田聖子さんを皮切りに、神田うのさん、米倉涼子さん、男性であるGACKTさん、沢尻エリカさんなどを起用し、毎回、話題になるCMを発表してきた。あえて好き嫌いの分かれるタレントも起用する。万人受けするタレントより、人の心を大きく揺さぶり、共感を呼びやすいことを知っているのだ。そのCMによってタレントたちは新たな魅力を引き出され、結果として、たかの友梨のイメージも上がる。

彼女と話していると、人に行動変容を起こさせるコツが見えてくる。

スタッフの入れ替わりが激しいエステ業界にあって、たかのには二十年選手が百人いるという。どんな教育をしているのか、興味がわいた。やる気や向上心のある人を見抜いて、大事にしてきたのだろうか。

「私が一号店を出したころは、『エステって何？　食べ物？』という時代でしたから、入ってくるのは竹の子族や暴走族のような子ばかり。高下駄みたいな厚底靴をはいて、裂けたジーパンで面接に来た子もいます。そういう子が来ると、いい素材が見つかったぞと思う（笑）。ダメな子ほど、燃えるんです」

わあ、同じだ、と思った。

「レッテルを貼らないということですよね」

ぼくが言うと、友梨さんは大きくうなずいた。

ヘンテコなかっこうをしているからダメとか、勉強していないからダメなんて、彼女は思わない。世の中に「ダメな子」というレッテルを貼られた子は変わらないのか。いや、違う。変わりにくいだけ。むしろ、変わりはじめれば、劇的に変わる。

「そういう子が変わったとき、会社にとって、ものすごく大きなエネルギーになるんですよ」

現在、中学を卒業したばかりの子を積極的に採用しようか検討中だという。十五歳ぐらいから技術を磨いていけば、優秀な人材が育つ。そのために、高校の勉強をしながらエステ技術をマスターできる学校をつくりたい、と目を輝かせる。

その話を聞いて、ぼくは約束した。

「もし学校ができたら、年に一度、ぼくが行動変容についての授業をしましょう」

ダメな子が、優れた技術とあたたかな接客の心を身につけて変わっていくとき、その効果はその子一人にとどまらない。「あの子があれだけ成長したのだから、私だってできるかもしれない」。いい空気が周囲に広がる。一人ひとりの小さな変化が、会社全体を成長させる大きなエネルギーになっていく。

人を動かす掛け算

友梨さんは、モーレツ仕事人間でありながら、人へのこまやかな心配りを忘れない。どんなに成功しても、かつて自分を助け、支えてくれた人たちへの感謝の気持ちを忘れていない。

六十歳のとき、実の親が育てられない双子の赤ちゃんを養子に迎えた。仕事に行っている間はベビーシッターを頼むが、午前中と週末は自分の手で育てている。

六十年近く前、自殺を思いとどまった養母が、幼い友梨さんを連れて相談に訪れた児童養護施設を、物心両面から応援。屋内体育館や食育のためのケアハウスを寄贈し、毎年、子供たちを東京ディズニーランドに連れていく。

母の日には群馬県の老人ホームを訪れ、ボランティアでエステ施術を行う。カンボジアの小さな村に、小学校の校舎をプレゼントしてもいる。やさしい人だ。鬼の後ろに、やさしさが潜んでいる。このやさしさに、人は魅了される。

強いけれど、弱い。やさしいけれど、鬼がいる。もしかしたら人は、二面性を備えた不完全さに感情を動かされ、共感するのかもしれない。人を動かすには、合理的な経営者であるだけでは、きっとダメなのだ。

どんなに正論を説かれても、情の部分を揺さぶられないと、人は動かない。「合理的な考え」×「感情」×「共感」の掛け算が、行動変容の力になるのだ。三つのうちどれがゼロでも、行動変容は起こりにくい。

友梨さんの人の動かし方は、この方程式に見事に当てはまるように見えた。百二十四の店舗を動かすときは、合理的な考え方を大事にしているはずだ。見事な経営者だと思う。一人ひとりのスタッフを、有能な働く集団へと磨き上げていった。そんな経営者マインドを、豊かな「感情」が支えている。

自分の心のなかに鬼がいる、なんてなかなか言えない。その直球勝負の生き方が、人の感情を揺さぶり、胸の奥底にまでズキンと届く。正直な感情をほとばしらせる姿に、多くの人が魅せられる。そして、魅せられた人が、彼女についていく。

行動変容を起こさせる天才だと思う。

彼女には、生まれてからいくつもの不幸があった。でも、それらをジャンピングボードに、自分の手で幸せを切り開いてきた。不幸を経験しているからこそ、人の悲しみやつらさがわかる。人に共感できる人は、共感させる力も強い。

友梨さん本人は意図していなかっただろうが、彼女の生き方はたくさんの人を変えたのではないか。「私は運が悪い」とか「どうせ私なんてダメ」と自分にレッテルを貼り、それを言い訳にして動かずにいた人の心にも、その圧倒的なエネルギーで火をつける。いつか自分も、と希望をもたせ、やる気にさせる。

生きている限り起こりうる不幸を、たかの友梨はこれからも恐れない。

「運がよくても悪くても、不幸と幸せが交互にやってきても、未来は自分でつくっていくもの」

きっぱりとそう言いきって浮かべた笑顔は、颯爽としていた。

第4章

形から、経験から、中身も変わっていく

もう一つの金婚式

　ボランティアでバリアフリーの旅につき合うようになって、もう六年になる。「鎌田實とハワイに行こう」「温泉に行こう」と呼びかけ、「高齢でも、病気や障害があっても、旅をあきらめない」と言いながら、シコシコやってきた。

　二〇〇八年のハワイへの旅に、車椅子に乗った五十代の男が参加していた。五年前にプラットホームから転落し、電車に轢《ひ》かれたという。両下肢を切断。突然のことだった。

　集中治療室で、彼は途方に暮れた。大きな仕事を抱えていた。子供はまだ小さかった。生きなくてはいけないのはわかっていたが、両脚を失《な》くして生きていけるか不安だった。

　もう存在しない脚が、何かで押しつぶされているかのように痛む。「幻肢痛」で眠れぬ夜、何度も絶望にのみ込まれかけた。こんな体じゃ、家族に迷惑をかけるだけだ。いっそ、死んでいたほうがよかったんじゃないか……。自分の未来に一筋の光もないように思えた。

妻のひと言が人生を変えた

そんなとき、奥さんがポツリと言った。

「助かってよかった。奇跡に会えたわ」

この瞬間に、男は救われた。

「どんなに勇気づけられたかわからない」

奥さんのひと言だった。ひと言で、男の心は軽くなった。「もうダメだ」という気持ちが、「いや、まだまだやれる」に切り替わった。

妻子のため、自分自身のため、前を向いて生きていこうと心に誓った。

歯を食いしばってリハビリに励んだ。やがて、車椅子で会社に復帰することができた。バレーボールなどの障害者スポーツもはじめた。奥さんには、心だけでなく、生活の一つひとつを支えてもらった。

奥さんに、何かプレゼントをしたいと思った。ハワイへの旅に誘った。これまで、二人で旅をしたことはなかった。もちろん海外旅行なんて初めてだ。

内緒にしていたことがあった。バウ・リニューアル（vow renewal）。夫婦が再び愛を誓い合うセレモニーを、この旅でぜひ、と考え、申し込んだ。

六月一日、ハワイの教会で牧師さん立ち会いのもと、二度目の愛を誓う式を挙げた。人生の途上で、妻にもう一度プロポーズをした。

「ありがとう。きみに出会えて、ぼくの人生は幸せだった。百回生まれ変わっても、百回きみにプロポーズします」

奥さんは、泣きながら夫の言葉を聞いた。

夫の気持ちがうれしかった。

来年で結婚二十五年。一年早い感動の銀婚式だった。

百回生まれ変わっても百回きみにプロポーズします、なんて言ってもらえる奥さんって、そうそういないよな。

ひと言で、人は変わる。奥さんのひと言で、この男は変わった。ひと言を大事にしないといけない、と思った。

「まねっこ」で人は変わる

同じ日、同じ教会で、金婚式が行われた。男は白いタキシードに身を包んでいた。八十歳。女は純白のウェディングドレス。七十歳。上山政文さんと和子さんのカップルである。

政文さんが脳卒中で倒れて四年。ワイキキの浜辺沿いにある教会のバージンロードを、二人は歩いた。

その三年前から、ぼくはずっと二人につき合ってきた。ハワイへ三回、上諏訪温泉へ三回。

政文さんは脳卒中の後遺症のため、右の手足がまったく動かなかった。もう歩くこともできないと絶望した。でも、半年に一回、カマタに会うことを楽しみに、リハビリを続けた。一年後、一～二メートル歩けるようになった。

〇六年のハワイ旅行でも、上山さんとは別のご夫婦が、ワイキキの教会で金婚式を挙げた。それぞれ食道がんと肺がんに侵され、奥さんは脳にまで転移していた。

上山さん夫妻は、この二人の姿に感動し、自分たちもハワイで金婚式をしようと心に決めた。

行動変容のテクニックのなかには「モデリング」という手法がある。お手本になるような人の生き方を自分の人生に取り入れてみる。まさに上山さんは、無意識のなかでこの手法を使ったのだと思う。

金婚式を目標に、政文さんはリハビリに取り組んだ。夫の車椅子を妻が押すのではなく、足を引きずってでも二人で手を取り合ってバージンロードを歩きたい。歩こう――そう心に決めて、必死にリハビリを続けた。半年に一度、一緒に旅をするたび、政文さんの手足の機能が改善しているのがわかった。

夢は、人間を前向きにする。目標をもち、それに向かって一歩ずつ歩き続けようとする意欲が、人を変える。未来を明るく塗り替えていく。

バージンロードを、二人は歩いた。政文さんは杖《つえ》をつきながら、足を引きずって歩いた。その隣を、夫の歩調に合わせて、和子さんがゆっくり、ゆっくり歩いていく。バージンロードが長く感じられた。まわりがヒヤヒヤしているのがわかる。二人の目から、涙がポトポト落ちている。うれし泣きだ。

牧師さんがやさしい顔で迎え入れる。期せずして拍手がわいた。参列者も泣きながら手をたたいた。うれしかった。

あなたも何かいいなと思うことがあったら、まねてみればいい。モデリングという手法は、自分を変えるエネルギーを生み出す。

その日、常夏の島の教会で、風雪を乗り越えてきた二組のカップルの夢が、実を結んだ。

もう、すれ違うヤツにガンは飛ばさない

くわえタバコで小学校に通い、四年生で番長になった。中学で暴走族に入り、やがて百名を超える族のリーダーになった。ケンカだけが、自分を表現する手段だった。高校は四カ月で中退。気がつけば、極道《ごくどう》の舎弟になっていた。ケンカ、シンナー、ドラッグ、傷害、恐喝……悪の限りを尽くした。暴走行為で二度の逮捕歴がある。

「ほんと、バカでアホなプロフィールだなと思います」

村上信夫アナウンサーが紹介する自分のプロフィールを聞きながら、「Japan元気塾」理事長の加藤秀視《しゅうし》さんは、そう言って苦笑した。NHKのラジオ番組「鎌田實　いのちの対話」のゲストとして出演してもらったときのことだ。

番組の打ち合わせのためとはいえ、二日間、三回も一緒に食事をすると、人となりがなんとなくわかってくる。ときには、聞きづらいことも聞かなきゃならな

い。暴力の世界に入り、弱い者をいじめた人間なんて、どんなに変わろうが許せないという人が、世間に多いことはわきまえている。

ぼくは、いつも直球勝負。簡単には信用しない、と自分に言い聞かせた。間違いなく、失礼な質問をいっぱいした。でも、彼は一貫して礼儀正しく、崩れなかった。常に背筋を伸ばし、ビシッとしている。スーツをきちんと着こなし、人懐こい笑顔を浮かべ続けていた。

波瀾《はらん》に富んだ人生を歩んできた。汚れているはず。なのに、加藤秀視のもつ空気は特別だった。簡単にはぬぐいきれない汚れのなかに、スコーンと抜けるような青空を感じた。コイツはなんなんだ⁉ 不思議に思った。その謎が徐々にわかってきた。

人が変わる瞬間

父親がアルコール依存症だった。いつも母親に暴力をふるっていた。母を守ろうとした彼も、殴られるようになった。まだ三十代前半だというのに、加藤秀視の前歯は全部、自前ではない。父の拳《こぶし》で折られてしまったのだ。父親が酔いつぶれて眠る深夜三時、四時まで、安心できなかった。生活のため夜の仕事もはじめた母の帰りが遅い日は、家にいると危ないからと施設にあずけられた。

中学一年のとき、父親が家を出ていった。外に女性ができた。捨てられたのに、もう母も自分も殴られずにすむと、心底、うれしかった。

彼を支えていたのは、父親のようになりたくないという想いだけ。しかし、あるときふと気づく。

「自分はオヤジ以上のワルになっている」

十九歳のときからクスリに溺れてもいた。ドラッグをキメているときは、すべてから自由になれるような気がした。もちろん、錯覚だった。自由どころか、生活も体もクスリにがんじがらめにされていた。

二度目に逮捕された二十一歳の春、留置場で、暴力団の組長や覚醒剤の常習犯、詐欺師や窃盗犯に会った。それぞれの男たちが、自分の未来と重なって見えた。四十代になったときを想像してみた。六十代の自分も想像してみた。このままじゃ自分も彼らのように、刑務所を出たり入ったりする人生を送ることになる。そして、決意した。

「ここを出たら、まっとうな仕事をしよう。シャバで二、三年、死ぬ気でやれば、何かできるはずだ」

学歴もお金もないが、体力はある。仲間もいる。今の自分にできることはなんだろう？　考えた末に、暴走族仲間とスコップ一本から、土木作業を請け負う事務所を立ち上げた。ドラッグからも足を洗った。必死に働いてお金を貯め、二年で会社組織にすることができた。

しかし、裏社会からは離れられなかった。あいつはただ者じゃないと一目置かれ、恐れられるのが快感だった。兄弟の杯を交わした兄貴分とのしがらみもあった。

裏社会と決別し、本当の意味で変われたのは、社員の一人が飲酒運転で事故を起こし、命を落としてからだという。大事な仲間だった。

「歌舞伎町で飲み歩いて、ベンツを転がすのが成功だと、ずっと思っていました。そんなオレに、後輩たちは憧れ、あとを追ってきた。社員を失ったときに、やっと気がついたんです。自分は間違っていたのかもしれない、と」

家族や仲間を幸せにしたいと思っていたのに、逆に傷つけてしまっている。暴力にものを言わせ、ケチな権力の上にあぐらをかいていたのでは、自分も人も幸せにできない。そのことが、痛いほど身にしみた。

気づきって大事だ。自分の愚かさに気づいたこの瞬間、加藤秀視の人生逆転劇の幕が上がった。

外見や言動を変えると中身も変わる

それから、加藤さんは変わっていく。

でも、どうやって？　いきなり、すべては変えられない。

「いやあ、ほんと、くだらないことからはじめたんですよ」

と、照れ笑い。

まずは、道路に唾《つば》を吐かないことからスタートしたという。割り込んできた車にクラクションを鳴らさない。前からどんな人が歩いてきてもガンを飛ばさない。過剰なアクセサリーをはずす。Yシャツのボタンは上までちゃんと留める……。

確かに小さな行動変容だが、それは、彼のまわりの空気を確実に変えはじめた。

「ゴルフをはじめるときに、外見から入る人っているでしょう。それと一緒で、外見も大事なんだと思います。人間は最終的には中身が大事ですが、まずは外見から変えていったんです」

なるほど、そうだったのか。彼が背筋を正し、ビシッとしている謎が解けた。人にはきちんとあいさつをし、言葉づかいにも注意した。何かしてもらったら、感謝の言葉を忘れないようにした。

レストランの店員にも、生まれてはじめて「ありがとうございます」と言ってみた。すると、頼んだ料理ができるまでの物語が頭に浮かんできたという。料理をつくる人、食材を売る人、運ぶ人、農家の人や漁師さん……いろんな人たちが存在しているおかげで、自分は今、これを食べることができる。まわりとの関係性のなかで生きていること、生かされていることに気づいたら、自然に感謝の気持ちがわいてきた。いつしか、「ありがとう」が日常になっていたという。

心理学や人材教育、コーチング技術など、仕事に役立ちそうだと思う講習会や研修も手当たり次第に受講した。

そんな彼の姿を見て、社員たちも変わりはじめる。資格をとろうと自主的に勉強するようになったのだ。クレーン運転士、土木施工管理士、電気工事に配管工事関係。全員がなんらかの資格を手にしたころから、仕事も増えていった。十年連続で増収増益を達成。加藤秀視は、表の世界で起業家として成功していく。

「人間には大事なものが必ずある。ぼくは、自分が捕まることや、体がどうにかなることはどうでもよかったんです。ただ、仲間は自分と同じ目にあわせたくないと思った。人って、大切な誰かのためなら、いつでも変われるんです」

その後、彼はＪａｐａｎ元気塾を設立。不良少年だった自分の経験を生かして、若者たちの更生や自立に力を尽くすようになっていく。その壮絶な半生は『「親のようにならない」が夢だった』という本にまとめられている。

どん底から、よくぞ這い上がれたなと思う。でも、どん底までいったから、浮上できたのかもしれない。

ぼくは、たくさんのアルコール依存症の人とつき合ってきた。まだまだ自分はだいじょうぶと思っているうちは、なかなか酒をやめられない。カッコをつけている自分に足元をすくわれる。でも、「落ちるところまで落ちた」という底つき体験をした人ほど、行動変容がうまくいく。絶望の淵が深いほど、人は変われる可能性があるのだ。

許すことで自由になれた

加藤秀視は長い間、父親への憎しみをエネルギーにして生きてきた。子供のころの夢は、「父親を殺す」こと。卒業アルバムに、そんな将来の夢を書こうとして教師に止められた。仕方なく、「殺し屋」と書き直した。

そんな不良少年が、一度は裏社会に落ちながらも、見事に立ち直った。仲間と会社を興し、愛する家族もできた。

四年前、とある料理店の社長から電話があった。十五年間、まったく音沙汰のなかった父親についての連絡だった。

元気なころの父親は、腕のよい料理人だった。アルコールの影響に加え、脳が萎縮する脊髄小脳変性症《せきずいしょうのうへんせいしょう》を発病。料理がつくれなくなった。それでも、同じ料理店で清掃の仕事をしていた。入退院を何度も繰り返し、店の従業員が交代で世話をしてきたが、これ以上はできないという。

「お父さんの親戚じゅうに電話をかけてお願いしたんですが、全部断られてしまいました」

社長が困っていることはよくわかった。

母親や自分たち兄弟を暴力で傷つけ、よそに女をつくって勝手に出ていった父親。病気になって、誰も看てくれる人がいない。ザマアミロと思った。母親に知らせると、「引き取るなんて絶対にイヤだ」と言う。当然の反応だった。

それでも、自分の父親なのだ。迷いながら、迎えに行った。

古い木造アパートのドアを開けると、何もないガランとした部屋に、小さな男が背中を向けて座っていた。髪が真っ白で、やせこけている。

「オヤジ？」

思わずたずねた。五十代半ばのはずなのに、九十歳くらいの老人に見えた。

正面にまわって、十五年ぶりに父の顔を見た。父親は笑みを浮かべて言った。

「大きくなったな」

なぜか、鳥肌が立った。

憎み続けた父親と再会したらどうなってしまうのか、自分でも想像できなかった。殴ってしまうかもしれない。だから、社員に同行してもらい、「万が一、オレが暴れたら止めてくれ」と頼んでいた。だが、そんな気はまったく起こらなかった。

「オヤジ、今まで何やってたんだよ」

そう言うと、父親は彼を見て、まぶしそうに瞬きをした。

「来てくれたんだなあ、ありがとう」

子供のころ、何度も何度も殴られた大根のような太い腕は、筋肉が落ちて細くなっていた。あれほど怖くて、憎くて、殺してやりたいと思った父親ではなくなっていた。なんのために憎み続けてきたのか……。

それから四年間、加藤さんは父親の面倒を見た。ただ、病院に足を運びながらも、父親を完全に「許した」わけではなかったという。

二〇一〇年三月、父親が亡くなった。五十八歳の誕生日の二日前だった。最後に、棺桶《かんおけ》に入った父の顔を触った。皮膚の感じが、自分とよく似ていると思った。

「ああ、つながっているんだなあ」

このとき、初めてすべてを了解できた。父親がいなかったら、自分はいなかった。自分の子供たちもいなかった。命がつながっているという事実を、理屈を超えて受け入れざるを得なかった。

「お疲れさん、オレと弟の命の種を育ててくれてありがとう」

心から、そう声をかけた。初めて、父親を許すことができた。父を憎んできた自分自身も許すことができた。四年間の介護は、そのために必要な時間だった。

いつでも、どこからでも、人は変われる

かつて、将来の夢は「殺し屋」と書いた彼が、今、社会から足を踏みはずしてしまった若者や、生きる希望を見いだせない人たちを引き受け、立ち直らせようとしている。

「ぼくは、ほんとにバカな人生を送ってきました。でも、こんなぼくでも、人の役に立てることが少しはあるはずなんです」

家庭環境や社会がどうだろうと自分の手で人生を切り開いていける人、人生につまずいても再び自分の足で歩いていける人を育てたい。そんな学校を、いつかつくりたい。それが今の加藤さんの夢だ。

その夢のために、高校一年で中退した彼は勉強をはじめた。高卒の認定をとった。来春から大学院に入り、道を誤った若者たちに、どうやって伴走したらよいかを学び、考え直したいという。そして、年間約三万人もの日本の自殺者をなんとか半分に減らしたい、と熱く語る。

どんな命にも意味がある。それを信じることができれば、人は変われる。

「人は、いつでも、どこからでも変われるんです」

彼は、何度も繰り返し言う。

何より、加藤秀視という生き方そのものが、それを雄弁に物語っている。

九十歳のインパクトが若者を変えた

朝六時半、電話が鳴った。毎朝四時半に起きているぼくが、電話をとった。受話器の向こうで、誰かが泣いているみたいだ。ど、どうしたんだ⁉　何があったんだ⁉　一瞬、身構える。

「先生、昨夜《ゆうべ》はうれしかったよう。もうがまんができなくて……。こんなに朝早く電話をしてごめんなさい」

遠慮がちな、でも元気な声を聞いて、緊張が一気にほどけた。ぼくの「戦友」である原ますよさんからの電話だった。

その前の晩、諏訪中央病院の若い医師たち三十人ほどを集めて、「鎌田塾」を開いた。研修医や若手医師へのオリエンテーションの一環として、病院の研修では教えられない地域医療の実践を語る。研修委員会からの依頼だった。今回は、住民と一緒になって展開した健康づくり運動について話をした。

行動変容を起こすには理論より実践が大事

ぼくが諏訪中央病院に赴任してきた一九七四年、この地の医療は遅れていた。脳卒中の死亡率が長野は全国で二番目に高く、なかでも病院のある茅野《ちの》市がワーストワンの市だった。

ぼくらは脳卒中を減らそうと、健康づくり運動をはじめた。年間八十回、夜に村々の公民館をまわって歩いた。諏訪中央病院の前々院長、今井澄《きよし》先生が先頭に立った。

もちろん、医師だけで、ではない。保健師や地域住民の協力なしではできなかった。とくに、食生活改善推進委員のおばさんたちとは、二人三脚だった。

このおばさんたちを、地域の人は尊敬を込めて「ショッカイ（食改）さん」と呼ぶ。当時、青年医師だったぼくは、本音を言えば、もっと若い女性と歩きたかった。だが、いつもおばさんか、おばあちゃん。昔から、うーんと年上の女性にモテた。いかん、いかん。こんなの、どうでもいいことだ。

健康づくり運動の話を続けよう。ぼくら医師が健康にいい「食」の話をすると、ショッカイのおばさんたちは、農村にくまなく入り込み、理論に基づいた献立を広めてくれた。村の空気を変えていった。健康づくりの絨毯《じゆうたん》爆撃だった。電話をくれたますよばあちゃんも、そんな大切な戦友の一人だ。今年、九十歳を超した。元気である。若い医師たちに教えてほしいことが、まだまだたくさんある。

鎌田塾で講師をしてもらいたいと頼むと、快く引き受けてくれた。そのうえ、うれしい提案までしてくれた。

「先生、若い先生たちに私が郷土料理をつくってあげる。鎌田先生と一緒に健康づくり運動をしたとき、体にいい食べ物を郷土料理の手法で普及させてきた。それを、若いドクターたちにも食べてもらいたい」

戦友の厚い友情を感じた。

鎌田塾の当日、若い医師たちを連れて、公民館を訪ねた。驚いた。公民館の調理室に、三十人分の料理が十品目も並んでいる。ますよばあちゃんと、その家族二人。それからショッカイさん仲間の二人。この二人も九十歳前後だ。都合五人で徹夜してつくってくれた。

なかでも、ぼくが感激したのは、塩イカの料理だった。塩イカは、山国・信州に伝わる塩蔵食品。日本海でとれたイカのワタを抜き、そこにぎっしり塩を詰め込んで運んでくる。冷蔵技術がなく、流通にも時間のかかった時代、こうやって海とつながろうとしていたのだ。ハレの日のごちそうである。諏訪大社の御柱《おんばしら》祭のときなどは必ずテーブルにのる。お年寄りにとっては懐かしい、ぜいたくな食べ物なのである。

塩イカを初めて食べたとき、ぼくは人間が食べるものではないと思った。塩辛すぎるのだ。信州には漬物文化もある。脳卒中を減らすには、まず、塩分を減らすことからはじめなければならない。地域に根づいた食生活を変えていくには、本当に地道な活動が必要だった。

鎌田塾の日に出てきた塩イカは、ぼくが顔をしかめたあの塩イカとは別物だった。全然しょっぱくない。しっかり塩抜きされている。なんと、水に八時間もつけたという。その後、酢で味つけして、生のキャベツとあえたのである。

若い医師たちも、塩イカを味わった。おそらく初めて食べる者もいただろう。おいしい、と口々に言う。九十歳のますよばあちゃんの味つけは抜群だった。

ショッカイさんたちが地域にくまなく入り込み、食生活の改善を進めていったことで、あの塩イカが、こんなにおいしく、ヘルシーになった。減塩運動で、脳卒中を劇的に減らすことに成功した。そして、長野県は健康で長寿の県、老人医療費が全国一低い地域に生まれ変わったのである。県内の市のなかで茅野市が最も低く、予防医療の先進地として評価されている。

地域を健康にしたい。食卓から命を支えたい。地域健康づくりのフロンティアの心意気は、ますよばあちゃんの塩イカ料理に脈々と息づいている。

わかりやすさが生活習慣を変える

病院から公民館に直行した若い医師たちは、腹ペコだった。テーブル狭しと並んだ心づくしの手料理に、大喜びで箸《はし》をのばした。パクパク食べながら、「食育」によって地域がどのように健康になったかを語る九十歳のレクチャーに耳を傾けた。

三十組の若い目が輝く。ますよばあちゃんも真剣だ。

海のない信州では、良質のタンパク質をとりにくい。ぼくらは、ショッカイさんや保健師さんたちに協力してもらい、山国ならではの食育を考えた。太りすぎないよう注意はしても、「食べないでやせること」を教えたことはない。むしろ、減塩を心がけながら、おいしく、バランスよく、血管にいい食べ物を「食べる方法」を提案していった。

おばあちゃんの得意は、「マゴタチワヤサシイ」という標語。ぼくの話をやさしく噛《か》み砕き、農家の主婦たちに広めていくうえで大いに役立った、ますよばあちゃん流食育のコツだ。わかりやすくなければ、行動変容なんて起こらない。鎌田塾でも、ちゃんとその理論に基づいた料理を用意してくれていた。

マは豆。大豆や納豆、豆腐などである。この日は、枝豆をすりつぶしてずんだ餅のあんのようにし、ごはんにかけて食べた。信州に伝わる甘いごはんだ。

ゴはゴマ。諏訪湖のワカサギにゴマをまぶし、からっと揚げた。香ばしくて、実においしい。

タは卵料理。チは乳、牛乳である。良質のタンパク質は血管にいいから、積極的にとるように推奨してきた。

ワはワカメなどの海藻類。海のない県だからこそ、ぼくたちは海藻を意識して料理に使うように住民に呼びかけた。寒天を使った新しい料理も次々に考えた。地場産業の寒天製造が斜陽になっていた時期には、牛乳寒天などのデザートをつくって広めた。健康づくりと地域産業の復興、一石二鳥を狙ったのである。

この日、おばあちゃんたちがつくってくれたのは、煮こごりのようなだし汁の入った寒天と、デザートのトマト寒天。ごはんにも寒天を入れて炊いていた。寒天のおかげで、米粒がもちもちしておいしい。

ヤは野菜。

サは魚。山国のため、かつては新鮮な魚を食べるのが難しかったが、ＥＰＡやＤＨＡの豊富な青魚をなるべくとるよう呼びかけてきた。

シはシイタケなどのキノコ類。食物繊維に富んでいて、ミネラルなど体に必要な栄養素がたくさん含まれている。しかも、カロリーが少ないため太りにくい。

イはイモ類。この日はジャガイモと鶏肉の料理だった。

ますますよばあちゃんは、若い医師たちに、料理の意味を一つひとつ解説していく。みんな大感激だった。九十歳のレクチャーをとおして、地域変革の源となった草の根パワーを、しっかりと感じているようだった。

楽しい時間は瞬く間に過ぎる。公民館の閉館を告げる放送がはじまり、あわてて片づけをはじめた。みんなで手分けをして床を掃き、ゴミの整理もした。

ある医師が、食べきれなかった料理を医局に持ち帰っていいかと、おばあちゃんにたずねた。来られなかった当直の医師たちに食べさせたいというのである。

若者たちは、料理を残らずパックに詰めた。ムダが一つも出なかった。

帰り際、ますよばあちゃんの前に三十人の行列ができた。女性たちは、おばあちゃんに抱きついてお礼を言った。男性たちは、おばあちゃんの手をギュッと握った。

「おいしかったです。勉強になりました」

みんな、おなかも心も満たされて、家路についた。

地域に変えられたぼく

その翌朝、うれしさを抑えきれず、ますよばあちゃんが電話をかけてきたのだ。

「先生、たいしたもんだ！　ああいう若い先生たちが地域のことを考え、地域とつながってくれたら、私たちはもっともっと安心できるようになる」

おばあちゃんの声は、はずんでいた。

「鎌田先生が、『ぼくはこの地域の人々に育てられた』って、よく言ってたでしょう。やっとその意味がわかりました。私たちはもっと自信をもって、若い先生たちと交流したほうがいいんですね。昨日の夜、私はうれしくて眠れなかった。

三十六年間、先生たちと健康づくり運動をしてきて、本当によかった」

そう言って、また泣きはじめた。

「いや、こちらこそ。お礼を言いたいのはこっちです。みんな感動していました」

受話器の向こうにいるおばあちゃんに向かって、ぼくは深く深く頭を下げた。

医師も患者も、同じ地域の住民である。いくら健康にいいからといって、医師側が一方的に押しつけたものは、長続きしない。生活のなかに根づいていきにくい。

一方的押しつけでは、行動変容は起きない。まず、住民の声を聞き、受け止める。そこに根ざしたアドバイスが、行動変容を起こしやすくする。

生活習慣を変えるためには、シンプルでわかりやすいことがなにより。「マゴタチワヤサシイ」は、市民にとって抜群にわかりやすかった。茅野市が、健康で、長生きで、医療費の低い地域になれたのは、ますよばあちゃんのようなショッカイさんや、八千人を超えるヘルスボランティアの保健補導員の存在が大きい。

医師と患者が同じ住民として暮らしながら、住み心地のよい空気を一緒につくっていくことが大切なのだ。それが、地域を内側から支えていくことにつながる。

村や町を元気にしていく力になるのだと思う。

ますよばあちゃんは、まだまだやる気だ。なにしろ、地域で生活してきたキャリアが違う。これからも健康づくりの第一線に立ち、この地域を守り、愛し続けていくに違いない。

限界集落を楽しむ

大分県の山のなかにあるムラの崩壊を、介護が防いだ話をしよう。国東《くにさき》市安岐《あき》町朝来《あさく》。朝霧が立ちのぼり、夏にはホタルが飛び交う、谷あいの美しい集落である。高齢化率五十％を超えている。「限界集落」の一つである。

限界集落とは何か。六十五歳以上の高齢者が人口の半数を超え、村落共同体としての機能を維持するのが難しくなり、消滅の恐れがある集落のことだ。

国の無策のなかで地域は崩れかけていた

山岳仏教の霊場として知られ、日本の秘境百選にも選定されている国東半島の中央部に、朝来地区（旧・朝来村）は位置する。人口約七百人。過疎化が進んでいた。

二〇〇八年の春、決定的なことが起きた。子供の数が少なくなり、百三十年の歴史をもつ朝来小学校が廃校になった。お年寄りは、自分たちの将来に不安を抱いた。どうやって生きていくか。どうやって看取られ、死んでいくのか。

同時に思った。学校から子供たちの姿は消えてしまったが、この校舎に詰まっているみんなの思い出を守りたい。寄り合いが開かれた。建物を福祉施設にして再利用できないか、と要望が出た。近くで特別養護老人ホームを運営する社会福祉法人「安岐の郷《さと》」が、住民の願いをかなえることになった。

朝来小学校の校舎を改装し、〇九年一月に「朝来サポートセンター」がスタートした。利用契約をすると、ホームヘルパーを派遣してもらえたり、デイサービスを利用したりできる。ショートステイも可能だ。

介護サービスの利用料は要介護度によって異なるが、利用者の自己負担額を平均すると、だいたい一カ月二万五千円だという。家族が病気になったときなどは、数カ月間いることもできる。三食食べて一泊二千百円。サービス利用料と宿泊費、食費を入れて、一カ月ずっと泊まっても九万円弱。部屋は個室。なかなかのすぐれものである。

こういう施設があれば、安心して地域で生きていける。

古い小学校をトイレや風呂なども備えた多機能型の福祉施設へと大改装するのに、六千九百万円かかった。開設当初の補助金は千五百万円。経営は厳しい。

小泉政権時代の〇二年、社会保障費が三千億円削減された。その後も、〇九年の政権交代まで、毎年二千二百億円ずつ抑制する政策が続いた。これがボディブローのように効いて、多くの社会福祉法人が経営難に陥った。安岐の郷も例外ではなかった。

しかし、この社会福祉法人は状況が厳しいからこそ、朝来に住む人たちに、ムラ崩壊を防ぐためには何があったらいいか聞いて歩いた。

「ムラの衆と会って話がしたい。ときには飲んだり、食べたりできたらいいな」

そんな声に応えて、もと校長室や職員室を地域住民の交流の場として開放し、誰でも気軽に利用できるようにした。老人クラブが会合に使ったり、近所の奥さんたちが集まってビーズ編みをしたり。介護を必要としない人たちも集まってくる。

月に一回、百円居酒屋もはじめた。これはヒットだった。百円でお酒が飲める。一皿百円で、つまみやごはんも食べられるようにした。たっぷりの野菜と鶏肉を炊いたがめ煮や、エビとワカメとキュウリの酢の物を肴《さかな》に、お酒を酌み交わし、わいわい、がやがや。居酒屋が一軒もないムラに、寄り合い場所が生まれた。

運営には職員だけでなく、地域の人たちもボランティアで参加。お年寄りたちの送迎を買って出る人も現れた。みんなが限界集落を守ろうと必死だ。「経営がたいへんでしょ」と、市内の酒造会社が酒を差し入れてくれた。野菜を届けてくれる人もいた。

人と人がつながりながら、自分たちの地域の崩壊を防ごうとしている。お年寄りたちの、未来への不安を取り除こうとしている。

「近所の人以外と話したのは久しぶりだあ」

「このムラにこんなに人がいたんだな」

みんなで笑い合った。

かつて、ムラは元気だった。でも、若者が都会に出て戻らなくなり、残った者たちは老いていった。風船がしぼんでいくみたいに、ムラから活気が失われていった。そんな状況を嘆きながらも、これが世の中の流れだと、あきらめていた。

廃校になった小学校が福祉施設に生まれ変わってから、施設で働く若者がやって来た。ムラに元気が出てきた。希望を失い、閉じこもりかけていたお年寄りたちも、積極的に外へと出ていくようになった。しぼんだ風船が、また少しふくらみはじめた。

地域が変わり、人が変わり、国が変わる

○九年四月、朝来の住民が中心となってNPO法人「ほたる」を発足させた。高齢者や障害者の自立支援をしたり、伝統行事に参加したりして、ムラの活性化を目指すという。事務所は、やはり閉園になった朝来幼稚園の園舎を活用している。

ホタルが群生する朝来野川《あさくのがわ》の美化活動に、地域の史跡をめぐるコースづくり……と、みんなで汗を流した。そして六月には、「第一回ほたるウォーキングin朝来」というイベントを開催した。

旧朝来小学校のグラウンドから出発し、国指定の重要文化財である釜ケ迫《かまがさこ》国東塔や横穴古墳などをめぐりながら、森林浴ウォーキングを六キロ。夜は、百個の竹灯籠《たけどうろう》で幻想的に演出した朝来野川の河畔に案内し、ホタルの乱舞を楽しんでもらった。

市の内外から集まった六十人の参加者に、地域住民が昔懐かしい麦わら製のホ

タルかごづくりを手ほどき。グラウンドに売店を出し、おばあちゃんたちがつくった山菜おこわや草餅、地元の農産物を売った。

イベントは大好評。「来年もまた来ます」「これから毎年続けたい。いや、続けます」と、お客さんも主催者も盛り上がった。八月には、校庭で盆踊りもした。

過疎化と少子高齢化が進むと、夏祭りを準備する力がなくなる。田植えも草刈りも用水路の清掃も、助け合えなくなる。それが限界集落。朝来も、そうなりかけていた。

変化は、一瞬のうちにはじまった。廃校をほっとけないという熱い想い。旧校舎を福祉施設に活用できないかというひらめき。すべてをあきらめていた人たちが前向きになった。一度変わりだしたら、どんどん、いい回転がはじまっていった。

変わるための「物語」が必要

ムラは変わりはじめた。時代の流れのなかで、生まれ育ったムラが消えていくのをしょうがないこととして受け入れていた人々が、あきらめるのをやめた。政治家や役人や、どこかの誰かがなんとかしてくれるのを待つのをやめた。

公共事業では何も変わらないことに気づいた。道路やハコモノをつくり続ける公共事業のワナから、やっと抜け出すことができた。自分たちで地域を活性化しようと動きだした。

そのきっかけが、「介護」だった。介護はムダ金ではない。介護を充実させることによって、コミュニティを守ることができる。教育にいい影響を与える。若者たちの雇用の場をつくり、自分たちが暮らす自然を守ることができる。さらに、限界集落の山林を守ることによって、下流に住む人たちを水害から守ることもできる。

もしかしたら、今、元気を失ってしまっている日本の空気を、介護によって変えることができるかもしれない。逆転の発想だ。

介護は金食い虫だと思い込んでいる人が多い。しかし、それは違う。介護とは、介護が必要な人たちや、家族を介護している人たちを助けるだけではないのだ。

将来の姿をどうしようという具体的な「物語」がしっかりしていれば、介護が新たな雇用を生む。若者が移ってくる。

老後のことを心配せず、みんなが安心して働き、お金を使えるようになる。経済が動きだす。不況から抜け出すことができる。

町や村が元気になる。この国を救うことだってできる。

そのためには、「物語れる」リーダーが必要だ。安倍さんも福田さんも麻生さんも鳩山さんも、未来を見すえたビジョンを描けなかった。ビジョンを現実化する能力がなかった。

新しいリーダーには、この国を、どんな国にしたいのか、物語ってもらいたい。まつりごとというのは、物語りながら国民の心をつかむことではないだろうか。

政権交代から一年以上が過ぎたが、国民の心を揺さぶるような物語は、まだ語られていない。菅さんも物語ることを忘れてしまっているようだ。だからこそ、朝来の住民たちのように、国民一人ひとりが、まず自分で動きだす必要があるのだと思う。

最初はちっぽけな一歩でも、続けていれば点が線になる。みんなで力を合わせれば面になる。それがやがて、大きな変化をもたらす。頼りにならないリーダーたちに代わって、ぼくたち自身の力で、自分の住む町を、この国を変えていこう。

足を縛って机に向かう

中学一年のとき、転校を機に、いじめられるようになった。クラス全員から無視され、持ち物を捨てられ、トイレに入れば上からバケツで水をぶちまけられた。ふつうじゃない方法で自殺すれば、いじめっ子たちも後悔するだろう。そう考えて、中二の夏、果物ナイフで自分のおなかを三回刺した。でも、死ねなかった。

大手術の末、命を取り留め、やっと学校に戻ると、前以上にいじめ抜かれた。自分の居場所が欲しくて、暴走族に、やがて暴力団に入った。仲間として認めてもらうには、一生この世界で生きていく覚悟を示さなければと、背中から太腿まで観音様に蛇の刺青《いれずみ》を入れた。

十六歳のとき、年の離れた組長の妻になった。二十一歳で離婚すると、大阪の北新地でホステスとして働きはじめた。そして二十九歳、司法試験に一発で合格。弁護士に転身する――。

誰のことだか、名前を書かなくてもピンときた人が多いだろう。そう、大平光《おおひらみつ》代《よ》さんである。二〇〇〇年に、波瀾の半生をつづった『だから、あなたも生きぬいて』を出版。二百六十万部を超えるベストセラーになった。その後、請われて、女性として初めて大阪市の助役も務めた。

大平光代は、どうやって行動変容に成功したのだろう。

人生を変えるための仕掛け

初めて会ったとき、とても小柄で、控えめな女性に見えた。経歴からイメージするような激しさは、あまり感じられない。だが、話をしているうちに、わかった。彼女の強さには、ちゃんと仕掛けがあったのだ。

まず、目標設定が明確だ。やりたいことをリストアップし、優先順位をつける。一番やりたいことに照準を定める。そして、それを実現するためにどうすればいいのかを考え抜いて紙に書き出し、一つずつ実行していくのである。

二十二歳のとき、人生をやり直そうと就職先を探したが、中卒で資格もないから面接すらしてもらえなかった。そこで、テレビで知った宅地建物取引主任者の資格取得に向け、勉強をはじめる。

最初は、机の前に五分と座っていられなかった。とにかく座る姿勢を体に覚え込ませようと、椅子に足を縛った。一時間からスタートし、トイレも行かずに五、六時間、机に向かっていられるようになるまで、毎日、縛り続けた。気が散るのを防ぐため、勉強に必要なもの以外は、机のまわりから徹底的に排除した。

そうして、読めない漢字と意味を知らない単語ばかりだった参考書を、辞書を引きながら何度も何度も読んだという。繰り返すことで、記憶が定着し、思考が深まる。持久力もつく。

三日坊主にならなかったのは、なぜか。大平さんには逃げ場がなかった。ホステス時代、北新地の売れっ子の地位を守るために、たくさんのお酒を飲み、体調を崩した。このままではいけないという危機感が、彼女を勉強に向かわせた。

勉強は半身浴と同じだと、大平さんは言う。

「半身浴をしても、最初から汗は出ません。こんなもんしても汗なんか出んと思ったころ、急にカーッと出てくる。勉強も、続けているうちに、ある日、突然理解が進んでおもしろくなる。自信もついてくる。

最初から大きな計画を立てるとメゲるから、無理は禁物です。でも、どうせできないと、自分で自分をあきらめてもあかん」

彼女のように、それまでの人生に成功体験が少ない人は、失敗に慣れっこになっている。失敗すると、どうせそんなものさと思い、いつかやる気を失っていく。成功グセをつけることが大切なのだ。小さな成功体験でも、積み重ねていけば、自信につながる。

そうやって彼女は、宅建に続いて司法書士の試験にも合格した。徐々にハードルを上げていき、その延長線上に、司法試験の一発合格があった。

行動変容は、奇跡とは違う。起こるべくして起こる仕掛けがある。

大平光代は、その仕掛けをうまく活用していた。このままではいけないという「危機感」をバネに、どうなりたいかという「明確な目的」に向けて準備をした。

いきなり、人生の一発逆転を狙っても、ホームランなんてそうそう打てるものじゃない。着実に打てる球を選んで、自分のタイミングで打つほうが、結局は、大きな目標に近づいていけるのだ。彼女の実践的なアプローチは、自分を変えたいと思う人にとって大いに参考になる。

もう一つ、大事なポイントがある。孤立無援ではなかったということだ。

大平さんには、サポーターがいた。泥沼から這い出すきっかけをくれ、のちに養父となった「大平のおっちゃん」である。

子供のころ家に遊びにきていたおっちゃんは、十数年ぶりで再会した友人の娘を本気で心配し、話を聞いてくれた。

「道を踏みはずしたのは、あんただけのせいやない。そやけど、いつまでも立ち直らへんのは、あんた自身やで。甘えるな！」

いつも静かに諭すだけだったおっちゃんに初めて怒鳴《どな》られたとき、彼女のなかで行動変容のスイッチが入った。

「それまでずっと、『いじめがなかったら、こんなことにならへんかった。あの子らが悪い。教師も悪い。親も悪い』と思っていたんです。でも、そうして誰かのせいにしている間は、いくら環境を変えてもうまくいきませんでした。人を責めるのをやめて初めて、不満な現状から抜け出すことができた」

誰も信頼できなくなっていた彼女を人間不信から解放し、「心を開いて他者との関係を紡いでいく楽しさ」を味わわせてくれたのも、大平のおっちゃんだった。だから、弁護士になると、少年事件をメインに手がけた。かつての自分のように非行に走って苦しんでいる子供たちを、今度は自分がサポートしたい、と。

実は、あとからわかるのだが、彼女の実の父親が、大平のおっちゃんに頭を下げていた。末期のがんと闘っていた父は、おっちゃんに、光代を自分の娘として見守ってやってくださいと、遺言を託したという。ぎりぎりの状況に置かれた人間の命がけの言葉が、大平のおっちゃんを動かしたのである。

父の想いを受け止めた大平のおっちゃんが、彼女をいつも見守っていてくれた。大きな意味での家族という存在が、大平光代を支えたのだ。

一日一日をていねいに生きる幸せ

大平光代の行動変容は、極道の妻から弁護士へ、というセンセーショナルなものだけではなかった。

〇六年、四十歳のとき先輩弁護士と再婚し、出産。自然のなかで子育てをしたいと、兵庫の山里に引っ越した。せっかく弁護士になったのに、その活動は五%程度にとどめ、残りの九十五%を育児や家事に注《つ》ぎ込んでいる。

娘の悠《はるか》ちゃんは、ダウン症という障害をもって生まれてきた。その合併症で心臓に穴があいていたから、生まれてすぐ大手術をしている。白血病に似た骨髄性疾患があり、抗がん剤治療も受けた。

そんな話を聞くと、どこまで苦難が続くのだろう、とつい思ってしまう。しかし、彼女自身は苦難だなんて、これっぽっちも思っていなかった。まぶしいくらいにニコニコしながら、「幸せです、ものすごく」と言うのである。

今年（二〇一〇年）のお正月には、黒豆や昆布巻きなど、おせち料理を一つひとつ手づくりしたという。娘に、日本の伝統をきちんと伝えるためだ。悠ちゃんの体のサイズに合わせて、テーブルや椅子もつくる。絵本もお手製だ。いろんなステンドグラスをつくり、写真に撮って編集した、実に凝った絵本もある。

「ダウン症の子は脳のシナプス（神経細胞間の情報伝達などにかかわる部位）の形成が悪い」と本で読み、できるだけたくさんの刺激を娘に与えようと決めたという。

家族を大切にしながら、山と田んぼと池に囲まれた家で、一日一日をていねいに生きている。弁護士として、大阪市の助役として、第一線で働いていたころとは百八十度違う生活。やることが大胆だ。なんとも思いきった選択だと思う。

だが、よく考えてみれば、きわめて大平光代らしい生き方だと納得できる。

宅建や司法試験に挑んだとき、すべきことに優先順位をつけ、それだけに集中した。守るべき子供をもって、その「すべきこと」の最上位が子育てになったのだ。手をかけたていねいな暮らしぶりは、同じ参考書を何度も何度も読んだ粘り強い「繰り返し」と重なる。

弁護士のライセンスや積み重ねてきたキャリアがもったいない、と言う人もいる。そんなとき彼女は、こう答える。

「どう生きるのが幸せかは、今の自分にとって何が大切かということとイコールなんじゃないでしょうか。今の私に大切なのは、地位でもお金でもなく、家族。夫や娘の笑顔があれば、私もハッピーになれるんです」

弁護士時代や助役時代は、「やらなければ」という義務感で、自分の体のことなど考えず突っ走っていた。日々を使い捨てていたようなもので、道ばたの花をきれいだと思う余裕も、生きていて楽しいと感じたこともなかったという。

でも、今は違う。

「毎日が楽しい。確かに、あまり変化はないけれど、厚みのある日々を過ごせている。生まれてきてよかったと、心から思えるんです」

比べないということ

悠ちゃんは今、四歳。元気に幼稚園に通っている。心臓と呼吸器系に疾患があるため、風邪をひくと高熱が出て、入院することもしばしば。でも、大平さんは、「感染症にかかっても、少しの入院ですむぐらい元気になってくれた」と笑う。

知らない男の人は怖がる悠ちゃんが、初めて会ったぼくに自分から手を伸ばしてきて、抱っこさせてくれた。くりくりした瞳が、お母さんによく似ている。

二〇一〇年一月、大平さんとぼくは、『くらべない生き方』という対談集を出した。サブタイトルは、「人生で本当に大切にするべき10のこと」。

そのトップに、「くらべない」という章をもうけた。

ダウン症の子供の成長は、とてもゆっくりだ。悠ちゃんを見守りながら、その子にはその子の、成長していくリズムがあることがわかった。ほかの子と比べても意味がないことを実感している。

「比べない生き方をしたい」

と、彼女は言う。簡単なことではない。覚悟がいる。勇気もいる。自分の子をほかの子と比べないようにするためには、我が子に対する絶対的な肯定が必要である。比べないことは、視線を自分の内側へと向けさせる。深く内省することができる。大切な人の、そして自分自身の、いいところが見えてくる。あるがままを認めることができるようになる。

行動変容の手法「モデリング」は、成功例をお手本にしてまねをする。しかし、このとき自分をお手本と比べてはいけない。オヒョイさんこと藤村俊二さんも言っていたように、比べることから不幸がはじまる。

誰だって、いいところと悪いところをもっている。いろんな人を客観的に見て、あの人のこういうところがいいなと思う部分を自分流にアレンジして取り入れていくのが、モデリングの極意なのだ。

大平光代は、子供のころいじめられ、学校にも家にも居場所が見つからなかった。人と比べられながら苦しんで、泥沼を這いまわった。

しかし、「比べない」と決めた瞬間から、すべてが変わった。今、自分のいる場所が、かけがえのない居場所になった。だから、誰がなんと言おうと、彼女は心の底から「幸せ」と言いきれる。

比べる生き方から、比べない生き方へ——。そこに、幸せに生きるためのヒントが隠されているようだ。

第5章

「誰かのために」が自分を変える

ピザの上にも六年

宮城県角田市《かくだ》にある「虹の園」の応援団長になって、もう六年になる。虹の園は、臥牛三敬会《がぎゅうさんけいかい》という社会福祉法人が運営する多機能型施設。障害のある人たちに、やりがいのある仕事を提供しようと、がんばっている。

仕事で東北新幹線の沿線に行くと、ここに立ち寄ってミニ講演会を開く。虹の園で働いている障害者や、その家族、職員たちが、年に一度の講演を楽しみにしてくれている。会場は、施設内の会議室。五十人も入れば満杯だ。でも、千人以上を相手に大きなホールで行っているいつもの講演会と違って、みんなが笑ったり、涙ぐんだりしている姿がよく見える。

応援団長だから、講演料はいただかない。代わりに、地元でとれたおいしいお米をちょっぴりと、マッちゃんが焼いたピザをいただく。

絶対無理と言われた青年が変わった

マッちゃんのことは、以前、『へこたれない』という本で紹介したから、ご記憶の読者も多いと思う。今、二十八歳。十八歳から虹の園に通いはじめ、ピザが抜群においしいレストラン、「ぱぴハウス」で働いている。怒った顔を見たことがないと、みんなが口をそろえて言うくらい、いつも穏やかな、心やさしい青年だ。

数年前まで、福祉サービスを必要とする人たちは、障害の程度に応じて、A、B、Cの三段階で区分けされていた。市役所の職員が知的障害のあるマッちゃんにつけたランクは、最も重いA。じっとしていられず、すぐにウロウロしてしまう。話しかけても、ちゃんと答えられないし、時計も読めない。店に出てピザを焼くなんて絶対無理だと、ほとんどの人が思っていた。

しかも、ぱぴハウスでは、冷凍ピザをオーブンレンジでチンするわけじゃない。実に本格的なのである。特製の石窯《いしがま》で薪《まき》を焚《た》き、低温発酵させた生地を三百～四百度の高温で一気に焼きあげる。材料も、とことんこだわっている。虹の園の農場で、その日の朝に収穫した低農薬有機栽培の野菜。イタリアから取り寄せたサラミや生ハム。北海道の牧場で見つけたモッツァレラチーズや、長野の七種類のミックスチーズ。近くの漁港から仕入れてきた魚介類……。新鮮なツブ貝やホッキ貝のピザが、メニューに並ぶこともある。

お客さんは、訪れた季節によって「今が旬」のおいしさを楽しめるわけだが、つくるほうはたいへんだ。覚えなければならないことが、次々に出てくる。

大方の予想どおり、マッちゃんは、なかなか覚えられなかった。あとから入った障害の軽い人たちに、どんどん追い抜かれていった。でも、やめたいとは言わない。失敗しても、失敗しても、毎日、黙々と練習を続けた。

一年半後、一番シンプルなマルゲリータをつくれるようになった。生地を練って丸くのばし、トマトソースを塗ってチーズをのせ、オリーブオイルをまわしかけてから、柄の長いうちわみたいな鉄製パラで窯に入れる。それを、完璧なタイミングで取り出してみせた。

その後も、マッちゃんは少しずつレパートリーを増やしていく。六年目で、ついに全種類をマスター。お客さんの注文をきちんと理解して、それぞれの具材をちょうどいいサイズに切り分けたり、トッピングを替えたりできるようになった。

ぼくも、ぱぴハウスに行くたび、マッちゃんの成長ぶりに驚かされている。今年も、うれしいビックリが待っていた。

店の一角からマッちゃんの仕事ぶりを見ていたら、ウェイトレスをしている後輩のヨーコちゃんに声をかけ、厨房《ちゅうぼう》に呼んだ。単品のピザを頼んだお客さんに、セットのときだけつけるミニサラダをもっていったことを注意しているらしい。

それだけじゃない。ぼくのピザが焼きあがったとき、たまたまヨーコちゃんが店のホールにいなかった。早く戻ってこないと、せっかくのピザが配膳カウンターに置かれたまま冷めちゃうな……。心配になりかけたところで、マッちゃんが厨房から出てきた。なんと、ぼくのテーブルまでピザを運んでくれるではないか。「お待たせしました」だって、ちゃんと言えている。

マッちゃんは、ただピザを焼くだけでなく、お店全体を見渡し、今、自分が何をするべきかを考えて動いていた。お客さんにアツアツのピザを食べてもらおうと、一生懸命気配りしていた。話し方も顔つきも、以前よりしっかりしている。

その日、ごちそうになったズッキーニのピザは、焼き加減も絶妙。ぼくの人生で最高のピザだった。

人が変わるためには応援団が必要

虹の園は一九八四年、身体障害者のための通所授産施設としてスタートした。その後、知的障害や精神障害のある人も受け入れるようになる。創設したのは、前理事長の湯村利一郎《ゆのむらりいちろう》氏。今の理事長、利憲《としのり》氏のお父さんだ。

利一郎さん自身も、障害者だった。戦争で右脚の大腿部から下と左の足首から下、そして右の手首を失った。でも、障害を理由に縮こまるのは大嫌い。休日には、障害者仲間と一緒に車椅子で旅をし、日本全国をまわった。「角田市にも障害者の働ける場を」と、虹の園を立ち上げたという。

かつての虹の園は、企業から発注された単純作業をする、ごくふつうの授産施設。箱を折ったり、針金を束ねたりする仕事しかなかった。利一郎さんの死後、保険会社の営業マンだった利憲さんがあとを継いでから、変革がはじまる。障害があっても、その人の好みや将来の夢、適性に応じて仕事を選び、生きがいを感じながら働けるよう、いろんな「場」を提供したい。利憲さんは、そう考えたのだ。

季節の花の栽培、安全でおいしい野菜づくり、炭焼き……と、少しずつ仕事のメニューを増やしはじめて間もなく、一人の男が職員に加わった。加藤さんという三十歳になったばかりの男は、湯村理事長も驚くほど、よく働いた。

「こういうことをやってみたいんだと言って任せると、必ず何か答えをもってきてくれる。気がつけば施設の核となる職員になっていました。彼がいなければ、ピザの店もはじめられなかったと思います」

角田市にある施設の一角に、ぱぴハウスがオープンしたのは二〇〇一年八月。ピザがおいしいと有名な長野のレストランに、加藤さんが修業に行き、覚えてきたことをみんなに教えた。やがて彼は、本格的なパスタも出したいと、施設の仕事が終わってから、仙台市のイタリア人シェフ、エミディオさんのもとに通いはじめる。深夜まで修業して腕を磨き、また、ぱぴハウスの仲間に伝授した。

強力な右腕を得て、湯村理事長の改革は急ピッチで進んでいった。現在、虹の園が提供している仕事は、二十種類を超える。「ゆきちから」という国産小麦を使ったパンづくり、陶芸、オリジナル弁当の製造と配達、エプロンや小物の製作……。パソコンで商品ラベルや園の会報を作成するIT班もある。二酸化炭素をたくさん吸収する地球にやさしい植物、「ケナフ」を育てて手漉《てす》き和紙にし、ハガキやカレンダーをつくる、なんてこともしている。

今年（二〇一〇年）七月には、ジャム工房「美山の里」をオープン。地元でとれた旬の果物を厳選して、その季節ならではのジャムを手づくりし、「美山のめぐみ」と名づけて売りはじめた。ぼくもさっそく、珍しい青梅のジャムをいただいてみたが、実にうまい。ほどよい酸味があって、なんともさわやかな味なのだ。

「常に心がけているのは、お客さんに『買ってよかった。来てよかった』と喜んでいただけるだけの商品価値がある、質の高い安全なものをつくること。『障害者がつくってるんだから、こんなもんでいいでしょう、大目に見てください』というのは、絶対にやめようと決めているんです。そのために、たくさんの専門家の力をお借りし、材料にもこだわっています」

パンづくりの先生は、岩手県盛岡でパン屋さんをしていた武山さん。「もう年だから店を閉めて、オレの技術を全部伝えてやるよ」と、角田まで来てくれた。しかも、一度教えたら終わりではなく、障害のある人たちに繰り返し繰り返し、手を抜かずに品質の高いパンをつくることを教え続けている。

お弁当のコーチは、星さんという食の専門家。ほかにも、すご腕のプロたちが各地から集まっている。みんな、虹の園のあったかな空気に魅せられ協力しているボランティアだ。

プロ野球選手から炭焼き職人に変わることもできる

虹の園の本拠地は角田市だが、近隣の市や町から、「うちにも、ぱぴハウスのような就労施設を」という声が絶えない。要請に応じるうち、ぱぴハウスは四店舗に増えた。ベーカリーやお団子屋さん、シフォンケーキがおいしいカフェも開いた。

どの店も、明るくて、きれい。さまざまな障害をもった人たちが、いきいきと働いている。職業指導をする職員は、黒子のように目立たず、必要なときだけさりげなくサポートしている。

施設の農場で育てた野菜、工房でつくったランチョンマットやお皿、仲間たちが丸太をひいてつくった薪などを、ぱぴハウスで買いとり、店で使う。お金が園のなかで循環するようになったら、それぞれが単体で商売をしていたときより、園全体の売り上げもアップした。

収益はすべて透明にして、働く障害者の給料に還元させるのが、虹の園のシステムだ。現在の給料は、月二万六千円。月給一万円に満たない授産施設が多いなか、これは破格である。今後も、毎年三十円ずつ時給を上げて、一三年には月に三万四千円払えるようにしたいという。いつか五万円の給料を出すのが目標だという。

「新人の職員は、うちに入ると、『自分が勉強してきた福祉と違う』と驚きます。売り上げ目標があって、商品の管理をさせられることに不満を抱き、辞めていく人もいる。でも、障害をもつ人たちの働きたいという気持ちをくみ取って、それをなんとか達成できるように手伝うこと、みんながつくったものをたくさん売ってお金をかせぐことも、福祉なんじゃないでしょうか」

湯村理事長の右腕として、虹の園変革を支えてきた加藤さんが、熱さを内に秘めた静かな口調で語りはじめた。身長百八十五センチ。デカい。胸板が厚い。

虹の園の面接を受けにきてから十一年の歳月が流れ、彼は四十一歳になった。三年前（二〇〇七年）、多賀城《たがじょう》市に開設した多機能型施設「レインボー多賀城」の統括責任者として、忙しい毎日を送っている。

加藤さんが入社したことで、虹の園は変わった。でも、彼自身も、ここでマッちゃんたちと一緒に働くうちに、大きく変化したという。

その波瀾の半生は、『それでも　やっぱり　がんばらない』でも少し書いたが、あらためて紹介したい。加藤高康《たかやす》、元プロ野球選手。一九九三年のドラフト会議で、千葉ロッテマリーンズに一位指名された。当時、史上最高の一億六千万円での契約だった。

しかし、初登板が決まった矢先に左膝を故障してしまう。一年目の戦績は、二勝四敗。二年目には、膝の痛みでマウンドに立つことすらできなくなった。九五年、戦力外通告を受け、退団。期待のルーキーだっただけに、マスコミからもファンからもたたかれた。「契約金ドロボー！」と罵声《ばせい》を浴びせられ、誹謗《ひぼう》中傷され、外に出られなくなった。人に会うと気持ちが悪くなったり、おなかが痛くなったり。仙台の実家に戻って、半年ほど家に引きこもっていたという。

そんなある日、ボストン・レッドソックスのスカウトから、膝の手術をしてやるからアメリカに来いと誘われる。オリックス時代のイチロー選手を三振に打ち取ったこともある左腕が、ワンポイントリリーフ要員として期待されたのだ。マイナー契約を結び、九六年十月に渡米。手術を受け、リハビリとトレーニングに励んだ。でも、やっぱり完治はしなかった。試合に出られないまま二年が過ぎた。

契約更改の時期に一時帰国したとき、炭焼き要員を募集する虹の園のポスターを見かけ、心が動いた。この一瞬から何かが変わりはじめた。昔から、火を見ていると心が落ち着いた。人間が生きるために必要なものをつくりながら、地道に生きていきたいと思った。「キャンプがはじまるからボストンに戻ってこい」と球団から電話がきたときには、もう虹の園の社員になっていたという。

考え直すよう説得された。でも、ただ炭を焼いてみたいというだけで応募した自分を受け入れてくれた湯村理事長を裏切りたくない、と思った。

いつか絶対できる

虹の園に入って最初の仕事は、炭を焼くために必要な木や水や泥を運ぶことだった。炭焼きのお師匠さんは、昔ながらの職人肌。口では何も教えず、窯にも入らせてくれなかったが、師匠の手元を観察しながら、少しずつ技術を習得していくのが楽しかった。初めて一人で焼いた竹炭が商品になったときは、胸が高鳴った。

自分がピザづくりの師匠になってからは、障害のある人たちに教えるたいへんさを知った。しかし、覚えてもらったときの喜びは、その何十倍も大きかった。一番弟子のマッちゃんが初めてまともなピザを焼いた日、加藤さんは泣いた。

「完封勝利投手になったときより、うれしかったですよ。今でも思い出すと、泣きそうになります」

その日、いつものように練習しているマッちゃんを厨房に残し、洗浄機の陰で書類を書いていた。しばらくして、マッちゃんが見せにきたピザは、まん丸で、焼き加減もパーフェクト。二人だけだったので、焼いたのはマッちゃんしかいないとわかっていても、なんだか信じられなかった。それまでずっと、形がグチャグチャで、焦げたり破れたりしたものしかつくれなかったから。

もう一枚焼いてもらった。すると、また完璧なピザをもってきた。

「〝その日〟は、ある日、突然やってくるんですよ。野球も一緒。たとえば、カーブを投げられるようになりたいと思って、何百回と練習していても、全然曲がらない。でも、続けていれば、曲がる日が来るんです。あっ、と思ったら、もう投げられるようになっている」

確かにそうだなと思った。ぼくが自転車に一人で乗れた日も、ある日、突然にやってきた。加藤投手が、あっと思ったとき、ボールが曲がった。この一瞬のために、彼がどれだけたくさんの曲がらない球を投げたのかが大事。ある一瞬のために、目に見えない努力が必要なのだと思った。

マッちゃんは、その日を境に、お客さんに出せるピザを焼けるようになった。たまに失敗することもあるが、今では職員より失敗が少ないくらい。新人に教えるのも、彼の仕事になった。

「あの仕事やってみたいなと思っても、自分には無理だと決めつけて口に出せない人がたくさんいます。それまでの生活や環境のせいで、自分はそんなことを思っちゃいけないと刷り込まれている人や、感覚がまひしてしまっている人も多い。マッちゃんの成長は、そういう人たちのブレーキをはずすきっかけになりました。マッちゃんがいきいきと働いている姿を見て、『アイツにできるなら、オレにもできるんじゃないか』と、みんなも意欲的になったんですよ。

人は、きっかけがあれば、必ず変われる。今の自分をなんとかしたいと思ったときが、変わるチャンスなんだと思います」

虹の園に入ってから、加藤さんはたくさんの人たちの「その日」を目撃してきた。彼自身が懸命にかかわり続けたことで迎えられた「その日」でもある。だからこそ、いつもは冷静沈着な男が、うれしくて泣いてしまう。そんな時間を重ねていくうちに、気がつけば、日本のプロ野球で受けた傷も癒《い》えていた。

「ぼくは生活の仕方やピザの焼き方を施設で教えていますが、心は逆に育ててもらっているんです。マッちゃんをはじめ、ハンディをもったみんなに」

プロ野球選手のころの加藤さんを、ぼくは知らない。そのころからきっと、いいヤツだったと思うが、この言葉を聞いて確信した。今の彼は、当時の百倍いいヤツだ。

みんなが変わって成長する

虹の園の職員には、加藤さん以外にも、とびきりいいヤツがいっぱいいる。加藤さんが多賀城に異動したあと、ぱぴハウス一号店の責任者となった市川さん。ぱぴハウス四号店・川崎店の店長、佐藤さんもそうだ。

市川さんは四十九歳。家業のトンカツ屋さんを奥さんに任せ、八年前からここで働いている。マッちゃんが、お客の気持ちを考えて動けるようになったのは、市川さんの力も大きい。自分がイヤだと思うようなことをお客さんにしちゃダメだ、障害があろうとなかろうと仕事なんだから、と教え続けた。

「十回言って理解してもらえなくても、百回言ってわかってもらえればいい」

そんなことをさらりと言う。そして、一人ひとりに敬意をもって接している。虹の園に入った当初は、障害のある利用者の親になったつもりで働こうと意気込んでいた。でも、マッちゃんたちと接しているうち、自分の間違いに気づいたという。

「知的障害があっても、子供とは違います。覚えるのが、ちょっと遅いだけで、健常者と変わらない。むしろ、私たちなら飽きちゃったり手を抜いたりしてしまうことも、同じていねいさで正確に続けられる。毎日、勉強させてもらっています」

佐藤さんのほうは、入社六年目の三十三歳。調理師として採用されたから、最初は、料理だけでなくトイレ介助まで求められる仕事に戸惑った。「そんな安い給料で、よくやってられるな」と友達に言われ、このままここにいていいのか悩んだこともあったという。しかし、次第にやりがいのほうが大きくなった。

「好きな料理をしてお客さんに喜んでもらって、利用者さんの成長も見られる。一つの仕事で、二度楽しめるんです。それに、昔はできなかったトイレ介助を、利用者さんにアドバイスしてもらいながらできるようになったことも、自分の成長なんだと思うようになりました」

今年一月、柴田郡川崎町にオープンした四店目のぱぴハウスは、まだお客が少ない。苦戦しているのを知って、去年まで佐藤さんが店長をしていた二号店で働いているダウン症のウーちゃんが、お母さんと一緒に食べに来てくれた。

お客さんに水を出すこともできず、ずっと洗い物だけをしていた彼女に、初めて接客させたのが佐藤さんだった。テーブル番号を覚えられないウーちゃんのため、いろんな工夫をしたという。ある日、「トトロテーブル」「メイちゃんテーブル」と、ジブリアニメのキャラクターの名前をつけてみたら、迷わなくなった。恥ずかしがり屋で人前に出るのを嫌っていた彼女が変わりはじめ、親御さんも大喜びしてくれた。

いいなあ、こういうの。佐藤さんや市川さんや加藤さんによって、マッちゃんやウーちゃんのなかで眠っていた力が呼び覚まされ、ゆっくりゆっくり育っていく。その姿に励まされ、教えられ、職員である彼らもまた、ひとまわりもふたまわりも大きく豊かになっていく。成長って、自分一人でできるものじゃないんだ。

青葉の美しい五月、ＪＲ仙石《せんせき》線・多賀城駅のそばにあるぱぴハウス三号店を訪ねた。ここで三年前から、ジュンさんという目の見えない青年が働いている。プロ野球選手だった加藤さんの大きな手に自分の手を重ね、生地を練っているときの手の形を指で触って確認しながら、仕事を覚えた。ピザの生地は任せてもらえるようになったが、パスタが難しい。お客さんに出せるだけのものは、まだ打てない。

今、練習しているのは、耳たぶの形をしたオレキエッテというパスタ。完璧にできるようになったら、メニューにイタリア語で「Orecchiette de Jun」と載せると、加藤さんが約束してくれた。オレキエッテ・デ・ジュンか。カッコいいな。

やがては、パンもつくれるようになりたいという。パン屋さんを開くのが、十五歳のときから十年間、胸に抱き続けてきた夢なのだ。

「かなうといいね」とぼくが言うと、いつも控えめで、あまりしゃべらないジュンさんが、珍しくきっぱりと答えた。

「目標とか夢があれば、コツコツがんばれます。いつか、絶対、できる」

よし、ジュンさんのオレキエッテがメニューに載ったら食べに来よう。その前に、角田市の一号店でマッちゃんのピザも食べなきゃ。二号店のウーちゃんにも会いたいし、佐藤さんがいる川崎店にも応援に行きたい。

ぱぴハウスのはしごで太ってしまいそうだけれど、応援団長としては、こんなうれしいことはない。

ひと口のがまんが飢餓を救う

肥満大国アメリカの医学誌に、二〇〇七年、おもしろい研究論文が発表された。執筆者は、ハーバード大学とカリフォルニア大学の共同研究チーム。マサチューセッツ州フラミンガム市に住む約一万二千人と、その家族や友人を三十二年間にわたって追跡調査したデータをもとに、体重の推移と交友関係を解析したものだ。

論文によれば、配偶者が肥満になると、本人も肥満になるリスクが三十七％高まるという。兄弟姉妹が肥満になった場合は、四十％に上昇した。

ここでいう肥満とは、ＢＭＩ三十以上。ちなみに日本では、体重（kg）÷身長（m）÷身長（m）で算出するＢＭＩが二十五以上だと、肥満とされる。ＢＭＩが高いと生活習慣病にかかりやすくなるが、黄色人種はインシュリンを分泌する機能が白人より低い。それもあって、日本の肥満の定義は、欧米よりシビアに設定されているのだ。

心が肥満をつくっている

さて、配偶者三十七%と兄弟姉妹四十%の違いは、どこからくるのだろう。その差はわずかで、統計的有意がないのは承知しているが、ぼくなりに分析してみよう。

配偶者同士は、食事や生活習慣が似てくることが原因と推察できる。兄弟姉妹のほうは、生活習慣のうえに遺伝的な要素が加わることによって、ちょっとだけリスクが上がるのかもしれない。もっとも、遺伝的要素はあるが、ほんの少しだ。このデータから読むと、三%しか影響していない。

おもしろいのは次の結果だ。友人が肥満になると、その人が肥満になる確率も五十七%高まる。同性の友人同士や親密度の高い関係ほど、リスクが上昇するという。

これは、どう考えたらいいのか。もちろん、肥満が伝染するわけはない。親しいつき合いなら一緒に食事をする機会も多く、食欲を刺激されることもあるだろう。しかし、遠く離れて住んでいて、めったに会わない友人同士でも、リスクは同様に高かったそうだ。

ぼくは、イメージの問題だと勝手に思った。心が肥満をつくっている、心が肥満を防いでいる、と思った。すべては、「心」が決めている。

心と体はつながっている。健康で美しい体は、心がつくっているのだ。友人が肥満になるだけで、自分も肥満になる確率が五十七%。ビックリする数字だ。

まわりに肥満の人がいると、肥満への抵抗感が薄れてしまう。相手が親友なら、なおさらだろう。その人への好意が、体型の許容範囲を広げる。

意識の問題なのだ。太っている友人は、あったかくてやさしい。その人といると、落ち着く。太っててもいいな、と思う。自分も太れば、あったかくてやさしい人間になれるという考えが、心に刷り込まれていく。潜在意識のなかで、肥満が許容される。そして、気がつけば太っている。

イメージが果たす役割は大きい。イメージが、太ることへのバリアを突き崩していくのだ。

はかるだけダイエット

こうしたイメージの力をうまく利用したのが、「はかるだけダイエット」。毎日、体重を測定することで、無理に食事制限しなくても、自然にセルフコントロールができるようになるのである。

セルフコントロールがうまくいき、体重が減っていくと、体重計にのるのが楽しくなる。そして、ますますコントロールがうまくいき、体重は減っていく。いい循環がはじまる。

問題は、思うように体重が減らないとき。結果が出ないときである。こういうときに、体重計にのるのは勇気がいる。もう少しやせてからはかろうと先送りしているうちに、ちょっとやそっとでは挽回《ばんかい》できない事態に陥っていることも多い。だから、思うように結果が出ないときにこそ、体重計にのれるかどうか、現実を受け入れられるかどうかが、勝負の分かれ目となる。

人生を変える小さな習慣

自分に厳しくするのが苦手な人は、他人にやさしくしてはどうだろうか。たとえば、おかずを一品減らして、その分の代金を、「食べたつもり」で貯金する。その貯金を恵まれない人のために寄付するのだ。

二〇一〇年九月に発表された国連食糧農業機関の報告書によると、世界の飢餓人口は約九億二千五百万人。世界の人口はおよそ六十九億だから、なんと人類の七・五人に一人が、慢性的な飢餓状態にあるわけだ。*

今も世界のどこかで、栄養不足の子供が六秒に一人、命を落としているという。なのに、ぼくたちは食べすぎて、肥満と闘っている。日本人の二十五%が太りすぎというデータもある。

誰かのためにと思うと、人間はけっこうやれる。行動変容を起こしやすい。名づけて、「貯金ダイエット」。食べたつもりで貯金することが、自分の健康を守ることになる。それを困っている人に寄付すれば、人の役に立つ。生き方が、ちょっとおしゃれになる。

結局は、イメージが大切なんだ。

スマートで健康な自分をイメージしながら体重をはかり続け、セルフコントロールに成功している自分を確認する。食べるものも着るものもない大勢の子供たちのことをイメージし、ほんの少しでも何か役に立ちたいと思う。

五百円のケーキを食べるのを十回がまんしただけで、ミャンマーの子供たち二百人に栄養給食を配ってあげられる。発展途上国の子供の命を奪っている、はしかのワクチン二百五十人分を購入できる。

自分に行動変容を起こさせる、自分流の物語をつくればいいのだ。

認定NPO法人「世界の子どもにワクチンを　日本委員会」では、「僕のルール・私の理由」という活動を行っている。賛同者が自分なりのルールを決めて寄付をする、というものだ。

福岡ソフトバンクホークス時代の和田毅《つよし》投手は、投球一球につきワクチン十本、勝利投手になったら二十本、完封で四十本、というルールをつくった。

ピンチに立たされたとき、自分のためと思うと、肩に力が入ってしまう。ここを抑えれば、子供たちをもっと助けることができると考えると、肩の力は抜けて、眠っていたパワーがわいてくる。

球場の観客も、和田投手を応援したくなる。誰かのために、と闘っている人間には、人は批判ではなく応援をしたくなるのだ。人生って、うまくできている。

生活習慣は、あなたの「心」が変える。ダイエットにも、あなたの心が大きな影響を及ぼす。人生だって、あなたの心次第なのだ。

あなたの心はどこにあり、何を考えているか。心って、わかりにくい。確かに、心はつかみどころがない。

でも、人は自分の頭のなかにイメージを描くことができる。あなたがあなたの頭のなかにつくるイメージが、あなたの人生を変えたり、健康のための行動変容へとつなげてくれるのだ。間違いない。信じていい。

さあ、あなたはどんなイメージを胸に、行動変容を起こそうとするだろうか。

＊二〇一四年九月の国連発表によると、世界では約八億五百万人、九人に一人が飢餓で苦しんでいる。

チームプレイの心理学

ぼくは、野球少年だった。小学校のときも、中学校のときも、日曜日になると朝早く起きて、練習をした。

壁を相手に練習した時期もあった。コンクリートの壁にボールを投げ、はね返ってくるゴロを走りながら取る。これを一人で黙々と繰り返した。

大学でも野球部に入った。ポジションはキャッチャー。

キャッチャーというのは、九人のチームのなかで一人だけ、味方のメンバーと向かい合っている。ピッチャーが今何を考えているか、どんなボールを投げたがっているのか、自信を失ってはいないか、想像する。ほかの八人のチームメイトに声をかける。全員を一つの空気に束ねていく。

さらに、相手方のバッターをうかがう。相手チームのベンチをのぞき、向こうの監督が何を考えているのか推測していく。

たとえば、ノーアウト一、二塁のピンチのとき。相手の監督は強攻してくるのか、バントで二人のランナーを送ろうとするのか。バッターの顔やランナーの動作、ベンチの空気から、どんな策をとるかを見抜こうとする。

そうやって、ぼくはいつも、チームメイトや相手方が何を考え、何をしようとしているのかを推測しながら、なおかつ相手のバッターの裏をかくため、ピッチャーや野手に指示を出してきた。

心理戦のトレーニング

医者になって長野県に来て、地元の野球チームに入った。開業医の土橋先生がもっている、その名もズバリ「土橋整形外科」というチームだ。大学時代、野球部にいたと自己紹介したのがきっかけだった。

朝五時に集合して、練習。もともと、ぼくは早起きだから苦にならない。

その早朝野球をとおして、病院を運営していくうえで大切なたくさんのことを、土橋先生から教えてもらった。地域の医師会のドクターたちと仲よくなる橋渡しもしていただいた。病院のなかだけではわからない、信州という土地の文化や気風を知ることもできた。

中学時代からずっと、いろんな野球チームに入ったが、キャプテンをやることが多かった。レギュラーになれる人となれない人をまとめて、どううまくチームワークをつくっていくか、いつも試されていたような気がする。

野球の能力は、打つほうは、まあまあ。中学でも大学でも、一年生のときから出場チャンスをもらえた。低学年では七番を打ち、中心の学年になるころには三番を打った。今のぼくからは信じてもらえないかもしれないけれど、足が速かったので盗塁も得意だった。

キャッチャーとしては、肩が弱く、相手の盗塁を刺す率があまり高くなかった。だから、肩が弱いことを、できるだけ相手のチームに知られないようにした。プロになるわけではないので、それでよかったのだ。

結局、ちょっと運動神経がいいくらいの野球青年どまり。でも、野球からは、いろんなことを学んだ。

小学生のころ、壁を相手に練習することで、ボールを取る技術以外の何かが身についたような気がした。当時はよくわからなかったけれど、それは「繰り返すという習慣」だった。頭で考えるよりも、体で繰り返しながら覚えることの大切さが、今ならわかる。

キャッチャーをしていた大学時代も、今思えば、心理戦のトレーニングを積んでいるようなものだったのだろう。その訓練は、病院という一つのチームをまとめ、引っ張っていくうえで、とても役に立った。

ムダに思えることで「明日の自分」が変わる

院長を引退した今だってそうだ。

チェルノブイリやイラクの子供たちに医療支援をするために、どうしたら多くの人に協力してもらえるのか、ぼくはいつも考えている。そのためのノウハウも、共通しているように思う。

何かをしようとするとき、自分一人で行うのは難しい。少なくとも、医療や国際支援はチームプレイが大事だ。

まず、先輩の医師や後輩の医師たち、地域の人たち、同じＮＰＯで働いている人たちが、何をしたいと思っているのかを考える。そして、相手がしたいと思っていることには、大きく共感する。

「ぼくもそう考えていたんですよ」

「それはいいことだから、ぜひやりましょう」

人は共感されると、強くなる。自信をもって、自分の力を発揮してくれる。ときには、相手がまったく思っていなかったような提案をしてみることもある。「あなたには、それができる」と、その人自身の力に気づいてもらうようにしながら、大胆な提案をしていくのだ。すると、「ちょっと無理かな」と気弱になっていた人が、「カマタが言うならやってみようか」と身を乗り出してくる。おもしろがって、一緒に新しい挑戦をしてくれたりする。

キャッチャーを「女房役」と言う。チームメイトのなかにある秘められた力を、ときには本人よりもよく知って、表に引き出してあげる大事なパートナーだ。

医師もまた、そうなのだと思う。患者さんの健康になる力を、医療技術やデータや言葉を使いながら、うまく引き出していくことが大切なのである。

キャッチャーとして心理戦をどう戦うかとか、キャプテンとしてチームをどう引っ張るかというトレーニングが、自分でも気づかないうちにぼくを少しずつ変えていって、今の鎌田實をつくってくれた。

人生には、ムダなことなんてないんだ。それをムダなものにしてしまうか、明日のための糧《かて》にできるかは、自分次第。このごろ、つくづくそう思う。医師になるために、すべてを犠牲にしている若い人がいるが、本当にそれでいいのかなと思う。

「いやだなあ」「つらいなあ」「つまんないなあ」と思うことも、人から「ダサい」とか「時間とエネルギーのムダだよ」と笑われちゃうようなことも、今は自分でもなんの意味があるのかわからないことも、続けていけばムダにはならない。人生という旅の途上で振り返ったとき、ムダにしか思えなかった体験が連なって、一本の太い道になっていることに気づく。

……なあんて、えらそうなことを書いてしまったが、ぼく自身、続けられなかったこともいっぱいある。途中で放り出してしまったあれやこれやを、ずっと続けていたなら、と後悔することしきりだ。

そんな数々の挫折体験をもつ人間として、最近しみじみ思うことがもう一つある。人生における、キャッチャー的なサポーターの存在の大切さ、だ。

行動変容を起こすのは、もちろん自分自身。でも、その人の隠れた力に気づき、自信をもって発揮できるように、共感し、提案し、小さな成功を確認し合える人がいると、成功しやすい。

そういう人が身近にいれば、わりと簡単に人は変われる。困難に立ち向かっていくことができる。

あなたには、人生のサポーターがいるだろうか。

まだいないなら、自分が誰かのサポーターになることからはじめるといい。

あなたが人を支えている間に、あなたをサポートしてくれる人がきっと現れる。

一瞬の出会いを大事にしよう。

大切な人との出会いを見過ごさないことだ。

釜ヶ崎のデメキン女神

大阪で講演したとき、あいりん地区を歩いた。釜ヶ崎という通称で知られるこの街は、日雇い労働者が仕事を求めて集まる日本最大の「寄せ場」。日払いの簡易宿泊所が密集する「ドヤ街」でもある。わずか八百メートル四方に、約二万人の日雇い労働者と一万人の住民が暮らしているというから、人口密度も日本一だ。

ＪＲの新今宮駅で降り、南へと向かう。仕事にあぶれた男たちが、朝から酒を飲んでたむろしていた。

車座になって、どんぶりとサイコロで賭博《とばく》をしている者。カートを押して、段ボールや空き缶を集めている者。拾ってきた雑誌やあやしげな品々を路上に並べ、売っている者。軒下に段ボールを敷いて寝ている者……。そのまわりを、誰かが飼っているのか野良なのか、首輪もリードもない犬たちがうろついている。

地区に四つある公園の一つは金網で覆われ、もう三十年近く立ち入り禁止。残りの三カ所には、ブルーシートと廃材でつくられたテントが並ぶ。

行き場のない子が変わる場所

ぼくの目的地は、そんな釜ヶ崎のちょうど真ん中あたりにある。「こどもの里」という看板をかかげた三階建ての古びたビルだ。午後三時をまわったくらいから、ここに子供たちが次々に入っていく。小学生に中学生、高校生。保育園帰りのチビちゃんたちもいる。

路地をはさんで向かい側にデーンとそびえ立つのは、日雇い労働者の暴動が起こるたびニュースで目にする西成《にしなり》警察署。高い塀と鉄格子に囲まれ、まるで要塞みたいだ。警察署の西隣は、四角公園（萩之茶屋中《はぎのちややなか》公園）。毎日、昼と夕方にボランティアによる炊き出しが行われ、一杯の雑炊を求めて千人近くが列をなす。

こどもの里を初めて訪れたとき、ぼくは思わず目を見張り、うわあっと声を上げてしまった。一階にある二十畳ほどのプレイルームで、二十人ぐらいがごっちゃんごっちゃんになって遊んでいたのだ。キャッチボール、サッカー、卓球、跳び箱、マット、縄跳び、鬼ごっこ、一輪車乗り……。狭いスペースを有効活用できるよう子供たち自身でルールを決め、いろんなことをして楽しんでいる。

　ボールが飛び交うすぐそばで、保育園児や障害のある子がままごとをしていたり、スタッフの弾くピアノに合わせて歌を歌っていたり。なんと、ボールをよけてハイハイしている赤ちゃんまでいる。

　心配性のお母さんなら悲鳴を上げそうだけれど、これが不思議とだいじょうぶ。エネルギーを爆発させ、無我夢中ではしゃぎまわっているようで、ちっちゃい子の面倒を大きな子たちがちゃんと見ている。ときどきケンカもはじまるが、真剣にやり合っていた二人が、しばらくするとまた寄り添っている。

　二階に上がると、こちらは静かに過ごすスペース。学校の宿題をしたり、本を読んだり、お絵描きやパズルをしたり、何匹もいる猫とたわむれたり。これまた思い思いに時を過ごしている。

　台所で夕ごはんの支度を手伝う子や、赤ちゃんのおむつを替えてあげる子もいる。まだ二、三歳ぐらいの子が、自分の食べたおやつの皿を洗い、食器棚に片づけている。

　ここは、釜ヶ崎の子供たちが、放課後や休みの日に自由に利用できる民営の児童館。現在、約百人が登録し、毎日三十人ほどやってくるという。三十円のおやつ代以外、料金はかからない。三百円払えば、夕ご飯だって食べられる。

といっても、単なる遊び場というわけではない。

親に虐待されている子、親の病気や失踪でひとりぼっちになってしまった子が、落ち着き先が見つかるまで、ここで過ごす。養護施設だと転校しなければならず、きょうだいも離ればなれになってしまうからと、里親制度を利用し、十八歳になるまでここを「家」として育つ子もいる。

アパートを追い出された不法滞在のフィリピン女性が、子連れで駆け込んでくることもある。養護施設に入った子や、こどもの里から巣立っていった青年たちが、寂しいとき、疲れたとき、挫折したとき、羽を休めにくる「ふるさと」でもある。

乳幼児から大人まで、障害があろうが外国人だろうが、助けを必要とする人を誰でも、いつでも、無料で受け入れる場。親身に相談に乗り、問題を解決していく手助けをする場。それが、こどもの里なのだ。

子供たちの目の輝きがデメキンの人生を変えた

こどもの里の歴史は、一人の小柄な女性とともにある。その印象的な大きな目から、子供たちが「デメキン」と呼んで慕う館長の荘保共子《しょうほともこ》さん。四十一年前、荘保さんは教会のボランティア活動で、初めて釜ヶ崎を訪れた。美智子皇后の母校でもある名門女子大を出て、私立幼稚園で働いていた二十二歳のときだ。

やがて、デメキンの人生を変える瞬間がやってくる。

「当時は、ベニヤ板一枚で仕切られた長屋の四畳半ひと間や、一畳分しかない蚕棚《かいこだな》のようなドヤに住んでいる家族がたくさんいたんです。一家七人で布団に足だけ突っ込み、壁にもたれて寝たり、親子で交代に寝たり……。親は自分のことだけで精いっぱいで、うちに帰っても、ごはんもない、お風呂も入られへん。『なんでこんなんで生きてられんの⁉』と思うくらい悲惨な状態なのに、子供たちがすごく元気で、はつらつとしているんですよ。言葉は汚いし、やることも粗暴なんだけれど、それまでかかわっていたお行儀のいい子供たちとは、目の輝きがまるで違った」

その輝きに魅せられた。こんな一瞬に、人は出会ってしまうことがあるのだ。お嬢さまが釜ヶ崎に移り住み、地域の保育園で働きはじめた。人生が変わった。

こどもの里の前身となる「子どもの広場」を立ち上げたのは、一九七七年。「聖フランシスコ会」が運営する高齢野宿者のための福祉施設の一室から、スタートした。

当初は、安心して遊べる場所の少ない釜ヶ崎の子供たちに、健全な遊び場を提供するのが目的だったという。しかし、それではすまなくなる。親の暴力や借金で行き場を失う子が多く、緊急避難所や生活の場が必要だった。さまざまな問題を抱える保護者たちの相談にも乗らなければならない。そんな状況を見て、スペインに母体のある「守護の天使の姉妹修道会」が、現在の場所にビルを建て、こどもの里を設立。シスターたちと荘保さんの四人で、子供たちのケアを続けてきた。

九九年に修道会が子供関連事業から撤退すると、現場スタッフや利用者、支援者らで運営委員会を結成。寄付を募って、ビルと土地を購入した。今では、施設の運営も、寄付金やバザーの収益、大阪市からの補助金などでまかなっている。毎年、一千万円を超える寄付が集まるというから、日本もまだまだ捨てたものじゃない。

人は揺れながら変わる

こどもの里のスタッフは、現在四人。火曜が休館日だが、ここで暮らしている子供もいるし、いつ誰が援助を求めてくるかわからない。三百六十五日二十四時間営業のようなものだ。荘保さんは週に一日、宝塚の実家にお母さんの介護のため戻るとき以外は、ここに住み込んでいる。子供たちが寝静まった十一時半ごろから一時間ほど、なじみの店で飲むのが、唯一のリラックスタイム。それでも、まったく休みをとれなかった昔と比べたらラクになった、と笑う。

釜ヶ崎で働くと決めたとき、家族は猛反対。彼女は家出して、この街にやって来た。学生時代の友人とも会えなくなった。こどもの里の活動がＮＨＫのドキュメンタリーなどで紹介されるようになるまで、長いこと理解してもらえなかったという。

働きはじめてすぐ、当時、釜ヶ崎で流行っていた結核の洗礼も受けた。薬で治ったが、今も肺には穴があいている。里での活動に打ち込むあまり、教会で知り合い結婚した男性とも別れることになった。

こう書くと、子供たちのために自分を犠牲にしてきたみたいだが、荘保さんはいつ会っても幸せそうに見える。疲れがたまっているのがわかるときでも、子供たちに負けないくらい目だけはキラキラしている。

「だって、毎日、充実してるもん」

う～ん、やっぱりすごい。まるで釜ヶ崎の「デメキン女神」だ。

荘保さんの仕事は、多岐にわたる。子供たちのケアはもちろん、親たちもサポートする。暴力をふるう父親や、孫娘に性的虐待を続ける祖父に立ち向かうこともある。体を壊して働けない親たちが生活保護を受けられるよう、役所と渡り合うこともしばしば。父親から認知してもらえず日本国籍のない少女と在留期限の切れた外国人の母親のため、国籍や在留特別許可の取得訴訟を支援したりもする。

そんな強くて頼りになる荘保さんだが、かつてはひどい赤面症だった。授業中に指されるとガクガク震えてしまい、教科書を読みあげることもできなかったという。

「小さいころから頭のいい姉と比べられ、『なんであんたはできひんの⁉』と言われ続けていたから、とにかく自信がなかったんです。人と、まともにしゃべられへん。被害妄想も激しくて、誰かが私の陰口を言ってるんじゃないかと、いつもビクビクしてました。そのくせ、自分の存在を認めてほしいもんだから、先生の荷物運びを手伝ったり、黒板を消しに行ったり、一生懸命アピールしていたんです。で、そういうのがしんどくなると、喘息《ぜんそく》の発作が出て、学校を休むことになる……」

小学六年生のとき発作で休んでいたら、担任の先生がクラスのみんなに、荘保さんはこんないいところがあるとほめてくれた。それを人づてに聞いてから、喘息がピタッと治ったという。たった一人でも、自分を認めてくれる人がいる。そのことが、うれしかった。

ただ、それでもやっぱり人の目が怖い。みんなと考えが違っても、何も言えない。

二度目の転機は、大学時代に訪れた。

「本の感想を語り合う読書会で、思いきって自分の意見を言ったら、みんなが同意してくれたんです。世の中にはいろんな考え方があって、私の考えを受け入れてくれる人もいるんだということが、そのときわかった。

それから、本当に変わりました。昔の私を知っている人は、今、私がこうしてペラペラしゃべってることにビックリするだろうし、今の私しか知らない人は、昔そんなやったなんて信じられないと思います」

肩に力を入れなくても、スーッと変わるときがあるんだ。どんな人だって、変われる。

誰もが自分を変える力をもっている

釜ヶ崎の子供たちとの触れ合いをとおして、彼女はさらに大きく変わっていく。

「ここに来た当初は、貧しい家の子供たちをなんとかしてあげよう、いろいろ教えてあげようという気持ちが、心のどこかにあったと思います。でもすぐに、自分がいかに傲慢《ごうまん》で、何も知らなかったかを、痛感させられました。教えるどころか、逆に、私のほうが教えられてばかりです」

パチンコをしている日雇い労働のおっちゃんたちに、「百円ちょうだい」とせびってまわる小学生の兄弟がいた。「そんなことしたらあかん」と注意していた荘保さんは、やがて、その理由を知り、深く後悔する。父親に命じられて祖母の家に借金をしに行ったけれど、暮らしがらくではないおばあちゃんには頼めなかった。だから、おっちゃんたちからもらった小銭や、買い物を手伝って貯《た》めたお駄賃を、お父さんに渡していたという。

何度も何度も家出を繰り返す小学六年生の少女もいた。そのたびに、荘保さんは捜し出して、家に送り届けた。中学卒業後、酔っぱらってこどもの里にやってきた少女が、泣きじゃくりながら初めて打ち明けた。お父さんから性的虐待をされていたこと。それを見て嫉妬したお母さんに包丁を突きつけられ、出て行けと怒鳴られたこと……。

釜ヶ崎の子供たちの現実は、荘保さんの想像をはるかに超えて過酷だった。しかし、一方で、そこには日本社会で失われつつある家族の絆《きずな》があった。

父の死後、アルコール依存症になってしまったお母さんの面倒を見ている十五歳の少年の夢は、施設にいる弟妹を引き取り、家族そろって暮らすことだった。父子家庭の八歳の少女は、くも膜下出血で倒れたお父さんのおむつまで替えていた。

「とにかく毎日、驚くことばかり。子供たちの姿にビックリしてビックリしてビックリしているうちに、気がついたら四十年が過ぎていました」

荘保さんを何より驚かせたもの。それは、子供たちの生きる力だという。

「明日のごはんをどうしようとか、家族が一緒に住めるようにするにはどうすればいいかとか、それぞれに自分の心と頭を使って、たくましく生きている。勉強だけしていればいいと言われて育つ子供たちと違って、過酷な環境にあるからこそ、その子が本来もっている力が出やすいのかもしれません。

人は生まれながらにして、問題を解決しようとする力や、自分で自分をほめたり励ましたりする力をもっているんだと思います。虐待などで深く傷つき、自尊心を奪われてしまった子供たちも、やがて、いろんな人と出会うなかで自尊心を取り戻し、自分の生きる力を発揮していけるようになる。

釜ヶ崎で出会った子供たち全員が、私の教師です。自分に自信がもてず、人と比較されながら育った私が、生きるために身につけてしまった鎧《よろい》や偏見を、子供たちが一枚一枚はがしていってくれた。価値観をすべてひっくり返された。おかげで、『私は私でいいんだ。ありのままの自分を大切に生きよう』と思えるようになったんです」

この街に来て、荘保さん自身の生きる力も覚醒したのである。

子供が大人を変えるときもある

釜ヶ崎は日本の縮図だと言われている。ぼくたちの社会が抱えている問題を、端的に映し出す。不況の影響も、真っ先に表れる。二万人もの日雇い労働者がいるのに、最近は千人分の仕事しかないという。野宿者の数は、約三千人。毎年、二百人近くが、病気や飢えや寒さのため、路上で死んでいく。

こどもの里では、一九八七年から毎冬、土曜日の夜に「こども夜まわり」を行っている。夕方五時に集まって、みんなでおにぎりをつくり、八時から勉強会。野宿をしていたおっちゃんの体験談を聞いたり、段ボールや毛布にくるまって寝ている人に声をかける練習をしたりする。出発は十時。大人のリーダーのもと、いくつかのグループに分かれ、毛布を積んだリヤカーを引きながら深夜一時まで街をまわる。

「こんばんは、こども夜まわりです。夜遅くに起こしてすみません。体の具合はどうですか」

「おにぎりいりませんか。おみそ汁やカイロもあります」

まだ小学校にあがる前の子も、よくまわらない口で、一生懸命声がけしている。夜まわり歴六年の女子高生が、「手袋はつけたらあかん」と、初めて参加する大人に指導していた。寒さに震えているおっちゃんたちに気をつかっているのである。

荘保さんが夜まわりをはじめようと考えたのは、少年たちによるホームレス襲撃事件が全国で相次いでいたから。日雇い労働者の街、釜ヶ崎でさえ、路上で寝ているおっちゃんたちを、汚い、怖い、じゃまだ、と感じている子が多かった。唾をかけたことがあるという子もいた。

夜まわりをするようになってから、子供たちは変わりはじめる。

〈このおっちゃんら、かあちゃんからうまれたんやろ？　なんで、こんなとこで、ねなあかんの〉

〈おっちゃんたちは、とてもやさしい人たちなのに、なぜみんな、さべつとか、むいみなことをするんだろう。おっちゃんみたいな人が幸せになれたらいいな〜と思いました〉

そんな感想文を書く子が増えた。

大人のボランティアにはなかなか心を開かなかった野宿者も、子供相手だと自然に言葉を交わす。どんな事情で釜ヶ崎に流れ着いたのか、いつから野宿をするようになったのか。おっちゃんたちの自分語りに耳を傾け、共感し、子供たちはたくさんのことを学んでいった。おっちゃんと心を通わせ合い、友達になる子も出てきた。

もちろん、いいことばかりではない。数年前、小学生による野宿者襲撃事件が続発。襲撃した者のなかに、こどもの里の夜まわりに参加している子がいた。話を聞くと、みんな、学校でいじめられていたという。親にネグレクト（育児放棄）され、身なりが汚れていることもあって、「おまえら、キショイんや、消えろ！」と、エアガンで撃たれたり、蹴られたり。それと同じことを、野宿のおっちゃんたちにしていたのである。

荘保さんはショックを受けた。だけど、めげない。なげださない。問題山積みの、この社会のなかで、自分にできることはあまりにちっぽけだけれど、だからこそ、これからも小さな一歩を積み重ねていこう、と想いを新たにする。

「子供は感受性が強く、やさしく豊かな心をいっぱいもっています。でも、自尊心を傷つけられれば、それと同じ分だけ逆の気持ちも抱えてしまう。子供たちが自分のなかのやさしい気持ちや生きる力を発揮するには、安心できる居場所が必要です。

こどもの里が、そういう場所であってほしい」

荘保さんは謙虚な人だから、「あってほしい」なんて言うけれど、ぼくの目から見れば、まさに「そういう場所」だ。この三十三年間に、数えきれないほどの子供たちが、デメキン女神に伴走してもらいながら傷ついた自尊心を回復し、ここから巣立っていった。

たとえば、二十五年前、こどもの里に初めて遊びに来たJちゃん。彼女は、複雑な家庭事情で戸籍がなく、未就学だった。なのに、親をかばって、学校に行っているふりを続けていたという。それに気づいた荘保さんが、小学校六年から学校に行けるよう手続きをした。高校入学と同時に両親が蒸発してしまってからは、後見人となって生活保護を申請。四人の弟の面倒を見ながら学校に通う彼女を支えた。「Jを守る会」をつくって募金を集め、大学進学の夢も実現させた。

大学卒業後、Jちゃんは特別支援学校の教師になった。つらい生い立ちのせいか、ときどき揺らぎ、つまずいてしまうこともあるが、必ずまた立ち上がり、歩みはじめる。今は、こどもの里のアルバイトスタッフとして、荘保さんと一緒に釜ヶ崎の子供たちを支えているという。

ぼくも何か、お手伝いしたい。そんな想いがムクムクとふくらんできた。こどもの里から大学に行きたい子が出てきたら、「あしながおじさんになります」と約束した。

荘保さんに頼まれて一人の青年の授業料を出したが、休学してしまったため現在は中断中。病気のお父さんを抱えてがんばってきたから、疲れてしまったのだと思う。反省している。もっと精神的バックアップも必要だった。

自分が、人さまのおかげで大学に行けたので、一人ぐらい、知らない青年の未来を応援してあげたいと思っている。でも、そのうちまた、デメキン女神から電話がかかってくるだろう。

「先生、この子に大学に行くチャンスをあげて」

そんな電話を、今もぼくは待っている。

野宿のおっちゃんを傷つけてしまった少年たちも、どんな紆余曲折《うよきょくせつ》があったとしても、いつかきっとJちゃんのように、誰かを支える人になるだろう。人は必ず変われる。

ぼくは、そう固く信じている。

あとがきにかえて

宇宙は、何もない真空のなかから生まれた。インフレーションという急激な過膨張が起こった。真空という「無」からエネルギーが生まれた。加熱され、宇宙は火の玉となった。

この異常膨張は、一瞬にして起きたという。一秒の一兆分の一よりも、さらに短い時間。あっ、と思うよりも、さらにさらに短い一瞬で、宇宙ができたという。百三十七億年前のことだ。

それからしばらくして地球ができた。三十八億年前、この地球に生命が生まれた。宇宙ができたときと同じように、なぜ地球ができたかはわからない。なぜ地球に生き物が生まれたかはわからない。しかし、おそらく、生命の誕生も一瞬だったのではないだろうか。

地球に生まれた命は、いくつもの一瞬を繰り返しながら変化を遂げていった。水のなかで生命は進化し、魚となり、やがて陸に上がろうとした我々の祖先は、困難のなかで自らの生き方を変えていった。

地球に生まれた生命は、常に変化をしてきた。変化しない限り、生き残れなかったのである。どんな命のなかにも、「変わる」ことが刷り込まれているように思う。

「変わる」ということにこだわって、一冊の本を書きたいと思った。

アメリカのオバマ大統領が選挙戦のときに、チェンジという言葉を繰り返して、アメリカ国民の人気を集めた。人間のもつ変身願望にピッタリきたのだろう。チェンジといっても、突然まったくの別人になるのは難しい。

そうではなくて、自分のなかに眠っていた自分も気がつかなかった面を引き出すこと。ここが大事。誰かのひと言や、ある人との出会いが、新しい自分を引き出すきっかけになっているのではないか、と思った。

大谷貴子さんは、かつて白血病で死にかけた。助かる確率は一%しかない。もう生きるのは無理と絶望していたとき、お姉さんが「一%もあるやん」と言ってくれた。

このひと言で、彼女の人生は変わった。

エベレストで雪崩に遭って、全員下山という空気のなかで、田部井淳子さんは、「登ろう」と主張した。今の状態で下りるより、登るほうがリスクは少ない。山頂を目指すことで集中力が回復し、そのあとなら安全な下山ができる、と考えた。登ると決断したその一瞬に、彼女の人生は変わったのだと思う。

ぼくの親友でもあるリハビリ専門医、長谷川幹くんの妻、幸子さんにも、一瞬があった。脳卒中で倒れてから初めて自宅に帰り、一人でお風呂に入ったときのこと。体を洗えず途方に暮れていたら、ダンナの長谷川くんが「背中、流そうか?」と声をかけた。そのひと言に力づけられ、リハビリに励んだ幸子さんは、やがて看護師の仕事に復帰。働きながら大学と保健医療科学院まで卒業し、大活躍している。

人間には大切な一瞬があるような気がする。

十八歳の夏、大学へ行きたいという自分の想いに反対されて、ぼくは父の首に手をかけた。このとき、父が泣きだした。ぼくの手はゆるんだ。カンイッパツ。この一瞬が、ぼくの生き方を変えた。貧乏から脱出するために、早く起きるようになった。

受験勉強もしないといけない。映画もたくさん観たい。友達とのつき合いもある。欲ばりな高校生活を送るために、この方法をとった。早朝四時半に起きはじめた。

これが、ぼくの人生を変えた。十八歳から六十七歳の今まで、約五十年間、ぼくは四時半に起きることを続けている。

生活習慣をちょっと変えることによって、行動パターンが変わっていった。短気でムラっ気だったぼくの性格が、少しずつ気長になっていったように思う。時間はかかるけど、性格も変わるのである。

諏訪中央病院で働きだして、かれこれ四十一年になる。

チェルノブイリの支援も、数年のつもりではじめて、もう二十五年になる。

飽きっぽかったはずのぼくが、である。

もちろん、それでも変わらない、親からもらった資質はあるように思う。

それでいいのだ。何から何まで変わらなくて、いい。

大事なのは、変えようと思えば、行動パターンは一瞬で変えられる、ということを頭にたたき込んでおくこと。最初から性格を変えよう、なんて意識しないほうがいい。あとで自然についてくるものなのだ。

茅野の地域で健康づくり運動をしたときにも、それを実感した。

あのとき、住民一人ひとりの性格なんかにこだわらなかった。

そそそも、性格を変えようなんて思ってはいけないことだ。

生活習慣という行動パターンを、ちょっと変えようと思っただけ。


大平光代さんを見ていると、どんなところからでも変われると勇気づけられる。

つい最近も、お会いした。娘の悠ちゃんは、ずいぶん大きくなり、とってもかわいくなった。お母さんと一緒にお風呂に入ると、背中を見て、ヘビ、ヘビ、と言うらしい。組長の妻だったころに入れた刺青である。刺青があるから、もう立ち直れない、なんてことはない。どこからでも人間は変われる、ということだ。

加藤秀視さんのヒントはおもしろい。唾を吐かない、とか、ガンを飛ばさない、とか。そんな具体的で小さな目標から、自分を変える方法を模索してきた。このほうが、わかりやすい人もいるだろう。

変わるためには前向きな姿勢が大事なように思うが、藤村俊二さんのように、イヤなことからヒョイヒョイッと逃げてしまう、逃げるという変わり方もあるのだ。

自分を変えるのは、決して難しいことではない。誰かのまねをしたり、誰かと一緒にはじめたり、小さなごほうびを自分に用意したり……。自分の性格に合った方法を探してはじめれば、あんまりがんばらなくても、自分を変えられる。

どんな人にも、変わるための大事な一瞬がやってくる。

何回もやってくる。決して一回ではない。

今までの人生のなかで何回か、その一瞬をやり過ごしてしまったり、見過ごしてしまったとしても、だいじょうぶ。必ずまた、その大切な一瞬がやってくる。

その一瞬に、えいやっ、と勇気をもって、新しい反応を起こせばいいのである。

人は変われる。きっと。

変わる必要が起これば、人は必ず変われるのだ。

『がん性格――タイプＣ症候群』
リディア・テモショック　ヘンリー・ドレイア　大野裕／監修　岩坂彰ほか／訳　創元社
『がんに効く生活――克服した医師の自分でできる「統合医療」』
ダヴィド・Ｓ・シュレベール　山本知子／訳　日本放送出版協会
『たかの友梨自伝――運が悪くってよかった！』たかの友梨　ＩＮ通信社
『大成功できる人の小さな心づかい』たかの友梨　きこ書房
『だから、あなたも生きぬいて』大平光代　講談社文庫
『今日を生きる』大平光代　中央公論新社
『応援します、あなたの旅立ち――大平流「独学」のすすめ』
大平光代　講談社
『くらべない生き方――人生で本当に大切にするべき10のこと』
大平光代　鎌田實　中央公論新社
『伝える本。――受け手を動かす言葉の技術。』山本高史　ダイヤモンド社
『行動変容法入門』
レイモンド・Ｇ・ミルテンバーガー　園山繁樹ほか／訳　二瓶社
『やる気を引き出す8つのポイント――行動変容をうながす保健指導・患者指導』
松本千明　医歯薬出版
『身体活動の増強および運動継続のための行動変容マニュアル』
竹中晃二／編　財団法人 日本体育協会／監修　ブックハウス・エイチディ

『雪とパイナップル』鎌田實　集英社
『がんばらない』鎌田實　集英社文庫
『がんばらない健康法――「7悪3善1コウモリ」の法則』鎌田實　朝日出版社
『ちょい太でだいじょうぶ』鎌田實　集英社文庫
『いいかげんが　いい』鎌田實　集英社
『空気は　読まない』鎌田實　集英社
『へこたれない』鎌田實　ＰＨＰ研究所
『言葉で治療する』鎌田實　朝日新聞出版
『よくばらない』鎌田實　ＰＨＰ研究所
『それでも　やっぱり　がんばらない』鎌田實　集英社文庫

〈参考文献〉

『行動変容をサポートする保健指導バイタルポイント
——情報提供・動機づけ支援・積極的支援』足達淑子　医歯薬出版
『「親のようにならない」が夢だった
——裏社会から這い上がった経営者の人生大逆転物語』
加藤秀視　ダイヤモンド社
『白血病からの生還——「霧の中の生命《いのち》」増補版』大谷貴子　リヨン社
『生きてるってシアワセ！』大谷貴子　スターツ出版
『読むだけで絶対やめられる——禁煙セラピー』
アレン・カー　阪本章子／訳　ＫＫロングセラーズ
『全集　その他の物語』
アウグスト・モンテロッソ　服部綾乃ほか／訳　書肆山田
『主食を抜けば糖尿病は良くなる！——糖質制限食のすすめ』
江部康二　東洋経済新報社
『実存カウンセリング』永田勝太郎　駿河台出版社
『癌が消えた——驚くべき自己治癒力』
キャロル・ハーシュバグ　マーク・イーアン・バリシュ
安次嶺佳子／訳　新潮文庫
『50歳からの健康エクササイズ——体操・運動・安全・栄養』
米国国立保健研究所・老化医学研究所　高野利也／訳　岩波書店
『主体性をひきだすリハビリテーション——教科書をぬりかえた障害の人々』
長谷川幹　日本医事新報社
『リハビリ医の妻が脳卒中になった時——発病から復職まで』
長谷川幸子　長谷川幹　日本医事新報社
『健康のための行動変容——保健医療従事者のためのガイド』
ステファン・ロルニック　ピップ・メイソン　クリストファー・バトラー
社団法人 地域医療振興協会ほか／監訳　法研
『オヒョイのジジ通信』藤村俊二　ホーム社／発行　集英社／発売
『高いところが好き』田部井淳子　小学館文庫
『山の頂の向こうに』田部井淳子　佼成出版社
『怖いもの知らずの女たち』吉永みち子　山と渓谷社
『タイプＡ——性格と心臓病』
M･フリードマン　R･H･ローゼンマン　河野友信／監修　新里里春／訳　創元社

★この本をごらんになって、鎌田實先生と、その関連団体の活動に興味をもたれた方、また本書に登場する団体や店舗に興味をもたれた方は、下記にコンタクトをとりください。

日本イラク医療支援ネットワーク（JIM-NET）　東京事務所
〒171-0033 東京都豊島区高田3-10-24 第二大島ビル303
Tel/Fax 03-6228-0746　jim-net.org/

日本チェルノブイリ連帯基金（JCF）事務局
〒390-0303 長野県松本市浅間温泉2-12-12
Tel 0263-46-4218　Fax 0263-46-6229　jcf.ne.jp/

虹の園（社会福祉法人 臥牛三敬会）本部
〒981-1522 宮城県角田市佐倉字町裏一番63番地
Tel 0224-63-1481　Fax 0224-63-3262　www.nijinosono.or.jp/

特定非営利活動法人 こどもの里
〒557-0004 大阪府大阪市西成区萩之茶屋2-3-24
Tel/Fax 06-6645-7778　www.eonet.ne.jp/〜kodomonosato/

・鎌田實　オフィシャルウェブサイト　www.kamataminoru.com/
・公式ブログ「八ヶ岳山麓日記」 kamata-minoru.cocolog-nifty.com/

解説

大平光代

こう言っては叱られるかもしれないが、NHKラジオ『鎌田實いのちの対話』で初めて著者にお会いしたとき、「あっビリケンさんだ」と思った。

「ビリケンさん」というのは、大阪通天閣の五階展望台にある台座に、ちょこんと座っていて、足の裏を撫《な》でると、なんでも願いをかなえてくれるという福の神さん。風貌が似ているのではない。周りにいる人たちを暖かな空気で包み、何があっても大丈夫だと思わせる雰囲気を醸し出しているところが、よく似ている。

当時、仕事に追われ呼吸の浅かった私が、著者の前では深呼吸ができたことを思い出した。明日のことばかりを考え、今日一日を振り返ることもなく日々を使い捨てにし、道ばたに咲いている花をきれいだと思う心のゆとりもなかった頃だった。

本著『人は一瞬で変われる』はそんな著者から、変わりたくても変われないと思っているあなたへのメッセージだ。単なる指南書ではなく、一つの言葉や、一人の人との一瞬の出会いで、人生を変えた人たちの具体事例を交えながら、丁寧に導いてくれる。

慢性骨髄性白血病で、生存率一パーセントと宣告された女性は、九十九パーセントダメだと思って絶望するのではなく、一パーセントも可能性があると考え、そこに希望を見いだした。彼女のすごいところは、骨髄移植が成功して新しい人生を歩み始めたあと、それに安住するのではなく、当時、日本にはなかった骨髄バンク設立のため精力的に活動し、最終的に国をも動かすことにある。

現在、全国骨髄バンク推進連絡協議会元会長で、全国を駆け回っている彼女に、生きる勇気を与えたのは、姉の「一パーセントもあるやん」という一言だった。彼女はこの一言を聞いて、生き抜こうときめた。大事な一言、大事な一瞬を彼女は見過ごさなかったのだ。

今までの自分とは違う自分になることを「行動変容」という。

行動変容という言葉は、英語だと「ビヘイビア・モディフィケーション(behavior modification)」で「チェンジ(change)」とはニュアンスが違う。「チェンジ」は変える、別のことをするというイメージだが、「モディフィケーション」は、自分の中にある違うものを引き出すということ。つまり、行動変容というのは、まったく違う自分になるということではなく、今はまだ自分のなかで眠っている何かを引き出すということらしい。

そして、行動変容が成功するかどうかの大きなポイントとなるのが、「セルフエフィカシー（self-efficacy＝自己効力感）」で、自分はできる、きっとやり遂げられるという自信だという。自分のなかにある秘められた力に気づいたり、誰かに気づかせてもらったりすることが、行動変容の第一歩だということだ。といってもガチガチに考える必要はない。「ずるずる、だらだらがいい」と著者は言う。

行動変容の体験は、それがどんなに小さなものでも、それだけにとどまらない。例えば、長年タバコをやめられなかった人が禁煙に成功すると、家族との関係までよくなったりする。健康づくりのために散歩を続けるという行動変容ができた人は、自分の強さを確認できる。その自信は、やがて人生で大きな困難に遭遇したとき、自分自身を支える力になる。だから小さな行動変容を起こしてみようと訴える。

著者自身、十八歳の時、小さな行動変容をはじめた。朝四時半に起きることを自分に課したのだった。始めたきっかけは医学部受験の勉強時間をとるため。昼間、友人から誘いをうけると断れないが、朝なら誘われる心配もない。わかっているが、なかなかできない早起きの習慣をつけることができたのは、貧乏から脱出したいという思いだった。

著者は医学部に合格し大学生になった後も、このライフスタイルを続け、小説や詩を読み、詩や映画のシナリオを書き、医学の勉強をしていた。この朝型人間を、現在までずっと続けてこられたのは、起きられない朝は無理をせずしょうがないと思い、また次の日に早起きするようにしたから。ずるずる、だらだらと、大きな流れは変えずにやることが大切だという。

運動が苦手で偏食だった私は小学生の頃、体育と給食がなかったらどれだけ幸せかと、毎日考えていた。大人になってからも、運動をするより、疲れたらマッサージをしてもらうのが心地いい。適度な運動が、糖尿病や高血圧症、高脂血症といった生活習慣病を防ぎ、心臓病や脳梗塞などのリスクを下げたり、がんを予防する効果があると言われても、「時間がとれない」「運動は苦手だ」などと、運動不足の生活をしていることへの言い訳が次々とでてくる。

そんな運動ぎらいの私でも「鎌田流がんばらないスクワット」や「鎌田流インターバル速歩」は今でも続けられているから不思議だ。

著者は三日坊主を自認しながら、興味をもったことにはなんでもトライし、自分の体力や生活スタイルに合うようにアレンジしたりしているうちに、この方法をあみだしたようだ。やってみる前から「どうせ続かないし」と思って、変われるチャンスを見過ごすより、たった一日だけだってやらないよりやった方がいいし、三日も続けばもうけもの。行動変容を起こしたいなら、固苦しく考えないことで、おもしろそう、やってみようと思うことが第一歩だという。

数年前、著者が兵庫県の山里にある我が家を尋ねてきてくれた。その日の午後、近くで著者の講演会が行われるということで、昼食を我が家でとってもらうことになったからだ。近くといっても車で三十分はかかる。そんな時間をかけてわざわざ来ていただくのだからと、私ははりきって早朝から台所に立っていた。

昼前に著者と一緒にみえたのは、元ＮＨＫアナウンサー村上信夫夫人の祐喜子さん。四十歳を過ぎてできた私の親友の一人。いつも一緒に行動している奥様や関係者の方も来られると思っていた私は、六人分の料理を用意してしまっていた。三日前から口内炎ができてお粥《かゆ》以外口にできない夫は戦力にならず、テーブルの隅々まで埋め尽くされた料理を見るだけで、おなかいっぱいになる。「しまった。作りすぎた」という表情を私から読みとったのか、著者は「おなかすいてるから嬉《うれ》しいよ。いっぱいいただくね」と言って三人分程食べてくれた。それも「おいしい、おいしい」と何度もいいながら。やさしい。本当にやさしい。この優しさはどこから来たのだろうか。

著者は、大学へ行きたいという自分の思いを父親に反対された時、父親の首に手をかけた。泣き出した父親が発した言葉は「うちみたいな貧乏な人間がどんな思いで医者にかかるか、お前、忘れるな、弱い人のことを絶対に忘れるな」だった。

父親の名は「岩次郎」。実の親ではない。著者は、諏訪中央病院の副院長だった三十七歳の時、偶然そのことを知る。小学校の時、徒競走で一番になっても決してほめてくれなかった父親。叱られながら、自分の事を見て欲しい、理解して欲しいと願ってた少年。三十七歳で事実を知ったとき、父と子の魂はつながったのだと思う。生みの親が捨てた一歳の著者をひきとり、貧しい暮らしの中で「ひろってやったんだ、食わしてやってるんだ」などと恩着せがましい言葉を一言も口にせず育て上げてくれた「岩次郎」が、現在の著者の核をなしている。

男の人が大の苦手で、目の前にいるだけで顔を背けていた娘が、なぜか著者が手を差し伸べるとその懐に飛び込んでいった。感受性が強い娘は著者から何か特別なものを感じ取ったのだろう。それは、側《そば》にいる者を、幸福な気持ちにさせずにいられない鎌田實という人の、「魂の輝き」なのかもしれない。

（おおひら・みつよ　弁護士）

〈初出誌一覧〉
「鎌田實の見放さない」（第14回）『読売新聞』二〇〇八年八月十七日
「鎌田實の見放さない・ブログ」『yomiDr. ヨミドクター』二〇一〇年一～八月
（YOMIURI ONLINE）
「へこたれない」（第47回）『ＰＨＰ』二〇〇九年十一月号
「我々はどこから来て、どこへ行くのか」（第1回）『kotoba』二〇一〇年秋号
『the どくしょ plus』（第7～8回／第34～35回）
※単行本化にあたり、これらの内容を大幅に加筆改稿したものと、書き下ろし作品で構成しました。

本書は、二〇一〇年十一月、集英社より刊行されました。

※本文中、登場する人物の年齢や肩書き、その他データ等は原則として、初出時のものです。

集英社文庫

人《ひと》は一瞬《いっしゅん》で変《か》われる

2016年1月25日　第1刷
2022年6月20日　第2刷

定価はカバーに表示してあります。

著　者　鎌田《かまた》　實《みのる》

発行者　徳永　真

発行所　株式会社　集英社
東京都千代田区一ツ橋2-5-10　〒101-8050
電話　【編集部】03-3230-6095
【読者係】03-3230-6080
【販売部】03-3230-6393(書店専用)

印　刷　図書印刷株式会社

製　本　図書印刷株式会社

フォーマットデザイン　アリヤマデザインストア　　マークデザイン　居山浩二

ISBN978-4-08-745408-6 C0195